中国学前儿童体质健康评价标准研制与应用

涂春景　著

中国科学技术出版社

·北　京·

图书在版编目（CIP）数据

中国学前儿童体质健康评价标准研制与应用 / 涂春景著 . -- 北京 : 中国科学技术出版社, 2024. 11.

ISBN 978-7-5236-1182-1

I. R179

中国国家版本馆 CIP 数据核字第 2024NK9903 号

策划编辑	符晓静
责任编辑	曹小雅
版式设计	中文天地
封面设计	沈　琳
责任校对	焦　宁
责任印制	李晓霖

出　　版	中国科学技术出版社
发　　行	中国科学技术出版社有限公司
地　　址	北京市海淀区中关村南大街 16 号
邮　　编	100081
发行电话	010-62173865
传　　真	010-62173081
网　　址	http://www.cspbooks.com.cn

开　　本	787mm×1092mm　1/16
字　　数	226 千字
印　　张	11.25
版　　次	2024 年 11 月第 1 版
印　　次	2024 年 11 月第 1 次印刷
印　　刷	河北鑫玉鸿程印刷有限公司
书　　号	ISBN 978-7-5236-1182-1 / R·3396
定　　价	48.00 元

（凡购买本社图书，如有缺页、倒页、脱页者，本社销售中心负责调换）

作者简介

涂春景，博士，教授，江西永丰人，研究生导师，现任职于台州学院教师教育（体育）学院，体育学学科带头人，台州市第三层次（高端）人才。上海体育大学与国家体育总局体育科学研究所联合培养博士，博士生导师为国家国民体质监测与研究中心原主任江崇民研究员，在上海体育大学（导师陈佩杰教授）、同济大学（导师龚铭新教授）访学各1年。

长期从事体质与健康促进研究：①聚焦于儿童青少年生长发育、营养状况、身体机能和身体素质等发展规律与测评，以及中老年人体质发展规律与健康风险识别；②在体力活动测评、体力活动与体质健康的关系、体力活动对健康影响等方面也有较深入的研究；③近年来关注AI智能化体育设备研发、运动促进儿童青少年健康课程研发。

近5年，主持国家社科基金项目、浙江省哲学社会科学规划项目、浙江省自然科学基金项目、国家体育总局科技创新项目、浙江省高校重大人文社科规划重点项目、浙江省教育规划重点项目，参与国家重点研发计划项目及多项省级项目。以第一作者在权威期刊《体育科学》、一级期刊《中国体育科技》、中国人民大学复印报刊资料、SCI和SSCI一区等发表核心论文20余篇，出版专著2部。教学方面曾获江西省高校教师讲课比赛三等奖。

中英文缩略词

简写	英文名	中文名
AHP	Analytic Hierarchy Process	层次分析法
WFH	Weight-for-Height	身高别体重
AIC	Akaike Information Criterion	赤池信息量准则
BCCG	Box-Cox-Cole-Green	"科尔－格林"幂指数分布模型
BCCGo	Box-Cox-Cole-Green orig.	对数联结 μ 的"科尔－格林"幂指数分布模型
BCPE	Box-Cox-Power-Exponential	Box-Cox 幂指数分布模型
BCPEo	Box-Cox-Power-Expon.orig.	对数联结 μ 的 Box-Cox 幂指数分布模型
BCT	Box-Cox t	Box-Coxt 分布模型
BCTo	Box-Cox t orig.	对数联结 μ 的 Box-Coxt 分布模型
BMI	Body Mass Index	身体质量指数
CDC	Centers for Disease Control and Prevention	疾病预防与控制中心
EVM	Entropy Value Method	熵值法
GAMLSS	Generalized Additive Model for Location，Scale and Shape	基于位置、尺度和形状的广义可加模型
GAIC	Generalized Akaike Information Criterion	广义赤池信息量准则
GD	Global Deviance	全局偏差
IOTF	The International Obesity Task Force	国际肥胖问题工作组
LMS	Lambda-Median-Sigma	偏度－中位数－变异系数法
NCHS	National Center for Health Statistics	美国国立卫生统计中心
NO	Normal Distribution	正态分布
PCPFS	President's Council on Physical Fitness and Sports	总统身体健康和体育委员会
WGOC	Working Group on Obesity in China	中国肥胖问题工作组
WHO	World Health Organization	世界卫生组织
SBC	Schwarz Bayesian Criterion	贝叶斯准则
20mSRT	20m Shuttle Run Test	20 米渐进式折返跑

主要内容简介

研究目的

3～6岁是人体体质发展的关键时期，体质水平不但关系到儿童学龄前期的体质健康，而且对青少年阶段、成年阶段乃至老年阶段都有深刻的影响。对学前儿童体质进行准确客观的评价能够有效、及时地反映出学前儿童体质存在的问题，进而为改善学前儿童体质提供科学的指导依据。但体质评价需要科学的参考依据，因此，制定科学合理的体质评价标准显得尤为重要。囿于当时条件限制及时代变迁，我国现行使用的全国幼儿体质标准（2003年版）逐渐暴露出诸多缺陷。比如：在年龄纵向维度上，该标准只提供了7个年龄段的离散型标准，而非连续性呈现，难以体现学前儿童体质随年龄快速变化的生理特点；在同年龄横断面上，该标准采用的等级制评分无法体现同等级内的个体差异和相邻等级间突变的问题；而采用等权法无法体现各体质指标在综合评价中的不同贡献率。本研究的目的在于克服上述"2003年版标准"的不足，探索建立个性化体质健康评价标准的科学方法，进而形成一套指标完善、科学合理、兼顾现实性和前瞻性的我国3～6岁学前儿童体质健康评价参考标准，以期更好地为我国学前儿童体质健康水平的提升提供帮助。

研究方法

本研究主要涉及以下几种研究方法：运用SPSS软件、R软件对数据进行处理；运用双因素方差分析、t检验和χ^2检验等方法进行数据差异性检验；运用GAMLSS模型法构建单项指标百分位数标准曲线；运用"层次分析–熵值"主客观组合赋权法进行指标权重研制。本书各部分内容如下。

（1）第一部分：以2010年和2014年全国国民体质监测得到的31个省（直辖市、

自治区）101 861 名学前儿童体质数据为建模对象，探索 GAMLSS 建模法，编制该模型系列步骤的 R 语言代码，进而构建各单项体质指标的百分位数标准曲线；用实验测试北京、浙江、云南和四川 9 701 名学前儿童体质数据进行回代验证；最后比较本研究获得的百分位数标准曲线与"2003 年版标准"的百分位数曲线差异。

（2）第二部分：首先，根据第一部分制定的百分位数标准曲线，以 C10、C35、C65 和 C90 这 4 条百分位数标准曲线为界线，划分各指标的等级分，并运用插值法建立各等级内的连续性评分函数方程；其次，运用"层次分析 – 熵值"主客观组合赋权法对综合评价各指标赋权，进而制定相应的综合评分参考标准；最后，通过实验法，运用所建评分参考标准对学前儿童体质进行评分研究，比较本研究标准与"2003 年版标准"在评分应用方面的差异。

（3）第三部分：基于第一部分研制得到的身高和体重百分位数标准曲线，划分正常体重与超重、肥胖界值线；并运用 χ^2 检验比较本标准与国际肥胖问题工作组（IOTF）标准在筛查学前儿童超重、肥胖检出率方面的差异；同时运用双因素方差分析和 t 检验比较不同体重等级的学前儿童体质差异。

研究结果

（1）第一部分：建立平滑度和拟合值较为理想的百分位数标准曲线，包括身高、体重、身高标准体重、身体质量指数（BMI）、坐位体前屈、网球掷远、双脚连续跳、走平衡木、10 米折返跑和立定跳远等项目，参考标准表达方式包括百分位数标准曲线图表、Z 分值图表和对应函数方程。学前儿童身高标准体重提供三维向量（年龄、身高、体重）参考图表，其余指标提供二维向量（年龄、体质成绩）参考图表。

（2）第二部分：首先，研究得到单项体质指标等级内连续性评分方程。其次，研究建立了综合评价各构成指标的权重，并得出综合评价方程：总得分 = 身高 ×11.05% + 身高标准体重 ×13.75% + 坐位体前屈 ×6.58% + 立定跳远 ×12.48% + 网球掷远 ×10.09% +10 米折返跑 ×17.12% + 走平衡木 ×12.10% + 双脚连续跳 ×16.83%。最后，研究得到体质综合评分标准为：$x \geqslant 4.0$ 分为优秀、$3.5 \leqslant x < 4.0$ 为良好、$2.7 \leqslant x < 3.5$ 为合格、$x < 2.7$ 为不合格。

（3）第三部分：首先，研究得到学前儿童各年龄正常体重与超重、肥胖的临界值，如 3 岁男学前儿童身高为 100 ～ 102cm 时，体重超过 17.3kg、19.2kg 分别为超重、肥胖；同时建立了相应临界线函数方程，如 3 岁男学前儿童身高对应的超重、肥胖临界线公式为：Y（超重）$= 0.0046x^2 - 0.55x + 27.35$、$Y$（肥胖）$= 0.0038x^2 - 0.63x + 27.69$。其次，运用该标准的实验研究发现，北京、浙江的 3 ～ 6 岁男、女学前儿童超重检出率分别为 18.94%、15.96%。超重会对学前儿童身体机能、身体素质、视力等大部分体质健康指标产生负面影响，且 BMI 与体质总分呈显著负相关。

研究结论

（1）本研究运用国际上最新的 GAMLSS 模型构建了体质百分位数标准曲线，所建曲线光滑稳定，检验表明模型的拟合优度较好，回代检验显示各指标理论百分数和验证数据实际百分数差异率均在 5% 以内，模型的一致性较好。

（2）本研究克服了"2003 年版标准"在年龄纵向维度上非连续、等级间突变、相同百分位数在年龄纵向连线上波动不稳定、未体现指标贡献率等不足，提供了可进行精准的个性化评价的参考标准。研究结果对完善我国学前儿童体质标准模型具有较强实践价值。

（3）本标准筛查学前儿童超重和肥胖的检出率均高于 IOTF 标准，两者间的差异具有统计学意义，建议运用本土化的超重、肥胖临界线标准。

（4）实验研究表明学前儿童超重降低了学前儿童的体质健康水平，应重视引导学前儿童体重合理增长。

序

涂春景的博士论文《中国学前儿童体质健康评价标准研制与应用》即将出版。作为他攻读博士学位期间的导师，亲历了他完成这篇文章的辛苦和努力工作的过程，并为他的成功感到由衷的欣慰，值此文章出版之际，他请我为此作序，我便欣然应允。

党和国家历来高度重视人民群众的体质健康，科学评价是体质健康提升的一项重要工作。21 世纪初，我国颁布了涵盖 4 个年龄段人群的《国民体质测定标准》，在之后的 20 多年里，该标准为政府部门推行全民健身计划，提升全体国民的体质健康提供了重要科学依据，在群众体育工作的开展、指导群众科学进行体育锻炼等方面发挥了积极作用。体质评价标准的研制方法决定了评价的科学性、有效性和精准性。长期以来，体质健康、体育锻炼、运动能力等标准普遍采用离差法或百分位数法制定等级评分标准。精准评估已经成为当下各行业理论与实践研究的热点。体质健康领域的精准评估能准确识别研究对象的体质健康水平、健康风险，以利于实施早干预、早治疗，实现"预防为主、关口前移"的健康行动目标。遗憾的是，综观已有研究，在体质健康领域，这类研究报道较少。随着时代的发展，体质评价标准需要进一步优化完善，以适应新质生产力发展下的国民体质评价要求。在此背景下，涂春景博士以学前儿童为对象进行了体质标准制定方法的创新性研究。

此书系统地阐述了学前儿童体质健康评价标准的研究背景、理论依据、数学建模、软件程序及实际应用等。读者将会发现此书的核心内容之一是对精准评估模型进行了创新研究。作者深入分析了国内外儿童体质健康评价的现状与趋势，并对样本大数据进行了深入的数理分析，发现各项体质指标普遍为非完全正态分布，即存在偏度、峰度等客观事实，提出了运用半参数回归模型建立各项体质指标的百分位数标准曲线，即广义可加 GAMLSS 模型，该模型可由位置（中位数）、尺度（标准差）、形状（偏度、峰度）4 个参数的曲线表达任意百分位数曲线，且百分位数标准曲线在年龄纵向和同年龄横截面上均为连续性呈现，与百分位数标准曲线图为一一对应关系，为随时间快速变化的学前儿童体质健康提供了精准识别的工具。

　　此书另一核心内容是综合评价权重研制。作者运用了"层次分析－熵值"主客观组合赋权法，单独的主观法过分强调专家的经验忽略了指标之间的本质关系，熵值法则与之相反，组合赋权克服了主观法与客观法各自的缺点，进行了优势互补。此书还基于百分位数标准曲线划分了等级评分标准，身高标准体重的超重、肥胖标准，以及综合评分标准，建立了兼具个性化精准评估和等级评分的多维评估体系。

　　此书适合从事学前儿童体育、健康教育等领域的专家学者阅读参考，也适合广大幼儿园教师、家长，以及关心儿童体质健康的社会各界人士使用。我相信，此书的出版，将对我国学前儿童体质健康评价体系的完善和发展起到积极作用。同时，我也期待此书的成果能够广泛应用于实践，为学前儿童的健康成长保驾护航。

　　最后，祝愿《中国学前儿童体质健康评价标准研制与应用》一书能够广泛传播，为更多的人所熟知和应用，共同推动我国学前儿童体质健康事业的蓬勃发展。

　　是为序。

江崇民

（国家体育总局体育科学研究所、二级研究员、博士生导师）

2024 年 11 月 12 日

目 录
CONTENTS

研究背景

　　我国历来高度重视国民体质健康工作。早在 1952 年 6 月 10 日，毛泽东主席就提出了"发展体育运动，增强人民体质"的号召。2016 年，中共中央、国务院印发了《"健康中国 2030"规划纲要》（下文简称《纲要》），将"体质数据开发"放在非常重要的地位，并在第六章第三节中指出需要"开展国民体质测试，完善体质健康监测体系，开发应用国民体质健康监测大数据"，从制度上对未来 15 年国民体质监测大数据开发应用做出了顶层设计。另外，《3～6 岁儿童学习与发展指南》指出："发育良好的身体、愉快的情绪、强健的体质、协调的动作是学龄前儿童身心健康的重要标志，也是其他领域学习与发展的基础。"

　　1975 年，在原国家卫生部的指导下，首都儿科研究所专家团队对我国 9 个省会城市的 7 岁以下学前儿童开展体格调查，之后每 10 年为一周期，至今共计进行了 5 次该项调查。2000 年我国首次开始实施覆盖 31 个省（直辖市、自治区）的国民体质监测，形成了每 5 年为一周期的国家调查，时至今日，我国已经完成了 5 次全国范围内的学前儿童体质监测。然而，我国学前儿童体质现状并不乐观，将历次国民体质监测结果进行对比，部分体质指标有变差的趋势[1]。此外，各省市、民间团体也进行了各种形式的学前儿童体质调查与研究。《中国儿童肥胖报告》指出我国学前儿童超重已经处于流行趋势[2]。民间组织睿莱体测在 2018 年亚洲幼教年会上，发布了一份历时 5 年对 30 万人次学前儿童进行体测的研究报告，该报告显示[3]：我国学前儿童体质现状不容乐观，很多学前儿童已出现抗病能力低下、动作发展不到位、肥胖等问题；与日本同年龄学前儿童体质比较，我国学前儿童体质处于全面弱势的状况。3～6 岁学前儿童体质水平的优劣不但关系到幼儿时期的体质健康，而且对后续学龄期儿童、青春期、成年乃至中老年阶段都有着深刻影响，比如，肥胖有延续至成年后的现象。北京儿童血压研究发现：儿童肥胖与成年人肥胖显著相关，肥胖儿童成年后肥胖发生率高达 64.1%，而正常体重儿童成年后肥胖发生率为 15.3%[4]。鉴于此，进一步加强学前儿童体质研究具有重要的理论与现实意义。

学前儿童体质测评研究包括体质测试和体质评价两方面。体质评价是指依据一定的标准评价体质测量的结果，并赋予其价值的过程。因此，制定科学合理的体质评价标准尤为重要。2003 年，我国发布了第一个基于 2000 年全国体质监测数据而制定的包含 3～6 岁的各年龄段《国民体质测定标准》。该标准的制定对我国国民体质监测领域具有重要意义，而且在较长时期内对我国学前儿童体质测试与评价起到了科学指导作用。但囿于当时的条件限制及学前儿童体质研究的不断深入，这份标准在测评体系中逐渐暴露出不足之处，如：①各指标评分标准是由原始数据直接进行百分位数排序制定，高分位数和低百分位数波动较大；②在年龄时间维度上，该标准是离散型等级评分标准，这无疑难以反映学前儿童身体形态、机能和素质快速变化的生理特点；③在同年龄段截面维度，该标准按照 5 分制评分，存在等级间突变而等级内差异无法体现的模糊评价问题；④在同年龄段横断面维度，该标准评分为等级制，难以考虑同等级内的个体差异和相邻等级间突变问题；⑤标准呈现的百分位数是离散型（如 P10、P50、P90 和 4 岁、5 岁等），无法进行精准的个性化评估；⑥身高标准体重的制定未区分年龄，没有体现不同年龄学前儿童身高与体重非等速增长的生理特点；⑦综合评价采用等权法赋权，无法体现学前儿童身体形态发育的生理特点和身体素质发展不平衡的特点；⑧随着网络技术、手机软件技术的发展和普及，"2003 年版标准"使用相对便捷的优势逐渐丧失。另外，随着我国经济社会的快速发展、人民群众生活条件和营养状况的不断改善等，近十年儿童平均身高、体重持续增加，身体素质也持续变化，如果继续使用 20 年前的标准，其评价效果显然不够有效。鉴于此，为了使学前儿童体质评价标准更加符合学前儿童生长发育需要，应克服原有体质评价标准的不足而制定新的标准。

因此，本研究主要有两大目的：其一，制定可对任意年龄点和任意测试数据进行个性化评价的学前儿童体质参考标准，为我国学前儿童体质评价提供参考依据。具体包括：①以 2010 年和 2014 年两次全国国民体质监测数据为参照对象，基于 GAMLSS 模型建立各单项体质指标的百分位数曲线的参考图表；②根据各指标百分位数曲线参考图表，制定单项指标连续性评分公式；③运用主客观组合赋权法制定综合评价各指标权重，并得出综合评分参考标准。其二，根据上述标准进行应用研究，具体包括两方面实验：①运用所建标准进行评分实验，并比较本研究参考标准与"2003 年版标准"在评分上的差异；②根据所建百分位数参考标准划分学前儿童正常体重与超重、肥胖的界值线，并比较正常体重与超重学前儿童体质健康差异，从而为学前儿童体质健康水平的提升提供参考。

技术路线图

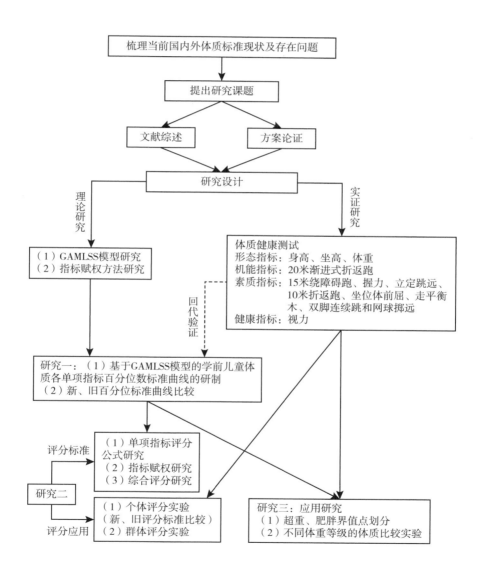

第一章

文献综述

1 主要概念界定

1.1 体质

"体质"的概念随着时代演变和科学文化发展而变化，不同领域对它的定义各不相同，内涵也不一样。医学界对体质的认识最早起源于对病因的探讨，认为"体质"是由先天遗传与后天相互作用形成的，其在形态结构和功能活动方面具有相对稳定的特性。在体质人类学中，体质是人类学的重要组成部分，其主要研究人的发生与发展、人类体质特征的分布与形成、人类体质与民族文化之间的关系，以及人体结构与生理机能、测量、变异、遗传等方面的问题。因此，体质人类学领域所涉及的"体质"概念，是从生物和文化结合的视角来研究人类体质特征在时间和空间上的变化及其发展规律的科学[5]。

在中国体育界，"体质"是关注和研究健康问题的一个独特视角。1982年8月，在中国体育科学学会体质分会举办的体质工作会议上，学者们对"体质"的概念达成了一致观点。该"体质"概念指"在遗传性与获得性基础上所表现出来的形态结构、生理功能、心理因素、身体素质、运动能力等方面综合的、相对稳定的特征"。这里说的"体质"主要涉及五大方面内容：第一，身体发育水平，包括体格、体型和身体成分等；第二，身体功能水平，包括各器官、系统的功能等；第三，身体的素质及运动能力水平，包括速度、力量、耐力、灵敏、协调等；第四，心理发育水平；第五，社会适应能力。上述五方面的水平状况，决定着国民的不同体质水平，在进行体质监测和评价时，我们应该从体质多指标视角进行综合评价。

在国外，"体质"一词的英文是"fitness"，在《韦氏新世界词典》中的解释是

"n. the condition of being fit", 而词典中对"fit"的解释是"in good physical condition; healthy"。1936 年美国体育研所所长亚瑟·施泰因豪斯（Arthur Steinhaus）在《健康、体育和娱乐杂志》（*Journal of Health, Physical Education and Recreation*）上发表了最早的关于"体质"的研究论文[6]。第二次世界大战期间，美国联邦政府越来越关注国民体育，其中包括儿童体质测试。汉斯·克劳斯·M.D（Hans Kraus M.D）、鲁思·P.赫施兰（Ruth P. Hirschland）在《美国体育评论》（*American Physical Education Review*）上发表了当时对美国和欧洲儿童的躯干、下肢骨后肌群力量与柔韧性的测试结果，结果显示美国在校儿童中有 56.6% 未达到健康所要求的最低肌肉力量水平，这一数据比欧洲儿童低了 8.3%。这一研究结果震惊了当时的美国总统艾森豪威尔，随后，美国成立了包含医学、体育、政府部门和公共卫生等方面专家的"总统身体健康和体育委员会"（简称 PCPFS）。从此，这一机构承担了所有年龄阶段美国人的体质、身体活动和运动促进健康的工作。之后，美国体质测试与评价工作得到了比较广泛的发展。1971 年 PCPFS 对体质的定义为："人体所具备的一系列特征，即身体具有足够的精力很好地去处理日常工作事务，并且在不过度疲劳的状态下很好地享受休闲活动及应对突发事情的能力。"该定义迄今为止得到了广泛的应用[7]。不同学者对体质的定义会稍有不同，但都包含"活动能力"的意思，比如"身体活动""完成日常活动""身体状况"等[8]。值得一提的是，克劳德·布沙尔（Claude Bouchard）等学者认为对"体质"概念最好的理解是评价体质范畴中的内容，并在各项内容的实际操作时对其应有的内涵进行理解。学者们将体质和与健康相关的体质内容归纳为：形态学类（morphological component）、骨骼肌类（muscular component）、运动类（motor component）、心脏呼吸类（cardiorespiratory component）、代谢类（metabolic component）等。1861 年美国医学博士爱德华首次运用体质测试方法对学生身体能力进行测试。经过 100 多年的发展，"体质"已从当初的单纯形态学测试、肌力测试发展到 20 世纪 50 年代美国全国范围内普遍推行的"青少年体适能测验"。20 世纪 80 年代以前，美国的体质测试侧重运动素质方面的测评，而与健康相关的内容并没有纳入。随着肥胖与心血管疾病在美国流行，健康问题受到越来越多的关注。美国的体质研究内容和指标由偏重于运动能力测试的研究体系转向预防心血管疾病、完成人体各种运动的必需力量、预防活动中的损伤和避免肥胖等各种要素。体质测定指标包含心肺功能、身体组成成分、身体柔韧性、肌肉力量和耐力等，强调了良好的体质意味着能安全地进行身体活动[9]。在日本，一般将体质称为体力，他们认为体质是身体因素与精神因素的综合。日本运动医学著名学者猪饲道夫认为体质中的身体因素指身体形态、外在体型、体能、反应能力和适应能力；而精神因素为心理因素，如意志、品质、气质、智力等[10, 11]。

1.2 健康

一般意义上的健康是指躯体健康，我国《辞海》中定义躯体健康为人体各器官、组织和系统发育良好、功能正常、精力充沛，具有良好劳动效能的状态。随着时代的发展，健康并不仅仅是没有疾病，而是包含多维度的健康。世界卫生组织（WHO）对健康的定义是指身体、心理和社会适应状态良好[12]。目前，普遍认为心血管系统的功能水平、身体成分、肌肉的力量和耐力素质、柔韧素质是影响人体健康水平的主要因素，也是影响人们学习和工作乃至提高未来生活质量的重要条件。而身体健康素质这一概念及其评价指标广泛应用于各国各类人群体质健康的评价之中。所以体质的概念与健康联系密切，但又区别于健康。

我们可以理解为，体质是健康的物质基础，健康是体质的外在表现，体质与健康是密不可分的[13]。体质作为人的生命存在状态，是身体素质的综合反映，是生命活动和劳动能力的物质基础[14]。本研究中的"体质"采用体育科学学会的定义[15]：指人体的质量，它是在遗传性和获得性的基础上表现出来的人体形态结构、生理功能和心理因素的综合的、相对稳定的特征，包括身体形态发育水平、身体机能水平、身体素质与运动能力、心理状态和社会适应能力等。当前我国的国民体质监测主要包括前面三项，心理状态和社会适应能力并未纳入。

② 体质评价标准的研制现状

评价是指对事物或人物进行判断、分析后得出的结论，目的是在正确解释事物现状的基础上，为改善现状和实现理想目标而制定决策时提供判断依据。体质综合评价是指对构成体质组成部分的各类指标进行定量描述，并对体质价值进行全面的综合判断，其包括对单项指标的评价和综合评价。与之对应的综合评价标准包括单项指标的评价标准和综合评价标准。评价标准的类型一般包括常模标准和理想值（标准值）标准。常模标准是通过大样本人群测试，然后对测试数据以离差法或百分位数法等统计出分布规律，如用百分位数法以第 50 位作为评价群体平均水平的标准，这是一种相对标准，一般要求较大样本量。理想值（标准值）标准是一种效标参考标准，是有明确界定的行为标准。

2.1　国内体质评价标准的研制现状

新中国成立以来，我国的体质评价标准不断发展变化。1954 年我国参照苏联、东欧等国家和地区实施的体育锻炼标准，制定实施了《准备劳动与卫国体育制度暂行条例和项目标准》（简称《劳卫制》），其包含了力量、速度、耐力、灵敏、柔韧、协调等身体素质测试项目和爬绳、扔手榴弹等时代特色项目。1964 年该标准演变为我国《青少年体育锻炼标准》。随着国际交流与合作的推进，1975 年该标准再次修订演变为《国家体育锻炼标准》[16]。1979 年国家教委、体育总局和卫生部共同组织实施了中国儿童青少年身体形态、机能和素质的研究。该研究调查了北京、安徽、云南等 16 个省（直辖市、自治区）7 ～ 25 岁约 18 万汉族儿童和青少年体质，其中身体形态指标 15 项、身体机能指标 3 项、身体素质指标 5 项，并制定了相应的体质参考标准。1985 年国家组织了 14 个省（直辖市、自治区）的多民族学生进行体质调查，研究指标包括 6 项身体形态指标、3 项身体机能指标和 9 项身体素质指标。1985 年、1991 年、1995 年我国均组织了全国范围内的学生体质监测[17]。根据 1985 年体质测试数据资料，我国在 1986 年制定了专门针对学生的《中国学生体质综合评价方法与标准》。该标准在全国范围使用，为学生体质水平的提高起到了积极作用。为了配合《全民健身计划》的实施，我国在 1996 年制定了针对成年人的《中国成年人体质测定标准》，该成人标准对推动我国成年人体育健身活动开展起到了很大效果。2000 年，教育部、国家体育总局等部委组织的全国学生体质健康调研结果表明，我国学生的速度素质、柔韧素质、耐力素质、力量素质等与 1995 年相比均有不同程度的下降。2000 年我国由国家体育总局和教育部等 10 个部委组织了全国 31 个省（直辖市、自治区）的 3 ～ 69 岁国民体质监测工作，根据这次全国监测数据，国家制定了《学生体质健康标准（试行方案）》。该标准采用个体评价标准，就身体形态、机能、素质和运动能力进行测试与评价，指引广大学生改变不良生活习惯和方式，促进了学生体质健康。同时，对学龄期外的国民，我国制定了《国民体质测定标准》[18]。该标准作为近 20 年来国民体质评价标准应用至今，为我国国民体质健康水平的提升做出了很大贡献。2007 年和 2014 年，国家对《学生体质健康标准（试行方案）》进行了两次修订，先后制定了 2007 版和 2014 版，修订后的 2014版在评价指标设置、评分等级和指标权重等方面进行了较大修改完善，《国家学生体质健康标准（2014 年修订）》使用至今。另外，我国还有一些地方制定了区域性体质健康标准或行业性单项指标标准，如《浙江省国民体质测定标准》《四川省国民体质测定标准》等；中国高血压联盟 2010 年制定了基于年龄别的我国 3 ～ 17 岁儿童高血压参考标准[19]，考虑到身高对血压的影响，该课题组于 2018 年修订为基于年龄别、身高别的血压标准[20]；张绍岩等制定了我国 0 ～ 18 岁儿童和青少年的《中国人手腕部骨龄发育标准 – 中华 05》[21, 22]，从骨龄的角度评价儿童和青少年的生长发育水平。

我国针对学前儿童的体质监测最早开始于 1975 年，在当时我国卫生部的指导下，北京、西安、昆明、上海、南京、武汉、哈尔滨、福州和广州 9 个城市开展了针对 0 ～ 6 岁学前儿童的体质调查，调查项目包括身高、体重、胸围、头围、腰围和坐高等 6 项身体形态项目，之后每隔 10 年进行一次调查，即 1985 年、1995 年[23]、2005 年[24] 和 2015 年[25] 在相同的地点实施了该项目的调查，这 5 次调查为我国 7 岁以下学前儿童生长发育提供了宝贵资料。根据上述调查数据，课题组建立了我国 9 个城市 0 ～ 6 岁学前儿童的身高、体重、身高标准体重和 BMI 等体质参考标准，如李辉等制定了 2 ～ 18 岁儿童和青少年的 BMI 生长参照值及生长曲线[26] 和中国 7 岁以下学前儿童重量指数的生长规律及参照标准[27]。这些参考标准广泛应用于学前儿童体质评价，为我国学前儿童的体质健康及保健做出了巨大的贡献。2000 年，我国将 3 ～ 6 岁幼儿纳入全国国民体质监测，和其他年龄组同步制定了幼儿体质测定标准，该标准以 2000 年全国数据为建模对象，于 2003 年研制完成了《国民体质测定标准（幼儿部分）》（下文简称"2003年版标准"）。该标准包括身体形态、身体素质和综合评分三部分，身体形态类项目包括身高标准、身高体重标准 2 项，身体素质类项目包括立定跳远、坐位体前屈、网球掷远、10 米折返跑、走平衡木和双脚连续跳等 6 项。2003 年至今，我国评价学前儿童体质均使用"2003 年版标准"。但该标准在实践中逐渐暴露出诸多不足。全海英对《国民体质测定标准（幼儿部分）》在实施过程中出现的问题进行分析：仅以评分等级作为区分 3 ～ 6 岁幼儿各项目成绩的标准，缺少年龄差异性，并不能达到科学评价的目的；评价与反馈系统滞后，个体评价的相关统计技术较薄弱；没有建立幼儿体质网络评价平台，导致幼儿体质评价与反馈工作相对滞后。同时，她提出了完善体质测试评价系统、重视体质测试的反馈环节等建议。

鉴于此，对"2003 年版幼儿体质标准"进行修订完善，研制中国学前儿童体质健康评价标准具有时代价值。

2.2 国外主要国家体质评价标准的研制现状

日本是儿童和青少年体质调研资料最全的国家，早在 100 多年前的明治维新时期，日本政府就特别重视儿童体力（即体质）。体力测试指标随着社会的发展、国民体育观念的转变不断进行修订。1996 年日本文部省成立了"体力调查方法研究委员会"，对原有的体力测定指标进行论证，并于 1998 年制定了适用于 6 ～ 20 岁儿童和青少年的新体质测定标准，主要测试项目有 20 米渐进式折返跑（20mSRT）、握力、仰卧起坐、坐位体前屈、50 米跑、掷垒球和立定跳远等。基于此测定数据，日本政府制定了日本儿童新体力测试指标评价标准和综合得分评价标准，以及儿童 20 米渐进折返跑（20mSRT）最大吸氧量推算表[28, 29]。对于学前儿童，日本文部省曾对全日本幼儿园、保育园 4 ～ 6 岁的 12 000 名幼儿进行测试调查并制定了《幼儿期运动指南》[30]。该项活动测试项目为双脚连续跳、25 米直线跑、立定跳、身体持续支撑时间、原地抛球和移动接球等身体素质项目；并制定了各项目评分标准，单项标准为 5 分制，累积相加计算综合得分，同时给出了每日运动步数的目标推荐量[31]。此项学前儿童标准化体质评价标准为评价学前儿童运动能力提供了参考依据。

美国国民体质的不同模块分属不同组织管理。生长发育方面的参考标准主要由美国疾病预防与控制中心（CDC）和美国国立卫生统计中心（NCHS）制定。美国国立卫生统计中心[32]在 1977 年分年龄段制定了美国学龄前儿童、学龄期儿童和青少年生长发育的百分位数和 Z 分值参考标准图表，该参考标准包括身高、体重、BMI 和身高标准体重等指标。1978 年，美国 CDC 制作了基于 1977 年 NCHS 百分位数的归一化版本。2000 年，美国 CDC 基于 1963—1994 年的 5 项调查收集的国家数据，制定了美国 2 ～ 20 岁儿童和青少年生长百分位数图表参考标准[33]，该标准包括身高、体重、头围、BMI 和身高标准体重；同时该标准还建议以 BMI 的第 85 百分位数和第 95 百分位数作为超重与肥胖的界值点。健康体适能方面的参考标准主要由 FitnessGram 体质测试系统提供。2012 年之前，美国学龄期儿童体质测试标准是由各州自行组织制定的，几套测试系统同时使用：一套是体质与运动总统委员会实施的总统挑战计划，该测试系统提供了正常参照标准和比较标准，2013 年后此系统便不再使用。另一套是 FitnessGram 体质测试系统，该系统提供了基于年龄和性别的身体成分、心肺功能、力量和柔韧性等项目的参照标准。体力活动方面的标准由美国卫生及公共服务部（HHS）制定，该部门于 2018 年发布了《体力活动指南（第 2 版）》，提供了包含 3 ～ 6 岁学前儿童在内的各年龄段人群体力活动推荐量。

在国际组织发布的体质标准中，有代表性的有 WHO 和 IOTF 发布的针对身体形态指标建立的相关标准。WHO 在 20 世纪 80 年代初期采用归一化百分位数曲线标准作为国际儿童生长发育的推荐参考标准[34, 35]。WHO 于 1997—2003 年进行了多中心生长参考标准研究，并于 2006 年制定了新的儿童和青少年生长发育参考标准（2 ～ 5 岁、6 ～ 19 岁），主要包括身高、体重、胸围、头围、BMI 和身高标准体重等。IOTF[36, 37]

在 2000 年基于新加坡、巴西、英国和美国等国家，以及中国香港等地区的儿童调查数据，制定了 2 ~ 18 岁儿童和青少年生长发育百分位数标准曲线。以此为基础，IOTF 还研制了 18 岁 BMI=25kg/m²、BMI=30kg/m² 的百分位数标准曲线作为超重、肥胖的临界线标准。

综上所述，世界主要国家和国际组织都比较重视体质评价标准制定及更新研制。随着时代变迁和社会发展，为了研制出更科学合理的体质评价标准，各国纷纷对标准进行修订或大范围修改。然而，我国 3 ~ 6 岁学前儿童体质评价标准自 2003 年制定以来一直没有更新，近年来在使用过程中该标准不合理成分愈加凸显，所以很有必要制定新的参考标准。

③ 体质评价标准制定方法的研究现状

3.1 单项指标评价方法

学前儿童单项体质指标评价方法包括两方面：一是对同一时间区间内数据进行评价，即横断面评价，常用方法有离差法、百分位数法、累进积分法等；二是时间序列上的纵向评价，主要方法有百分位数曲线拟合法和样条函数拟合法等。

3.1.1 离差法与百分位数法

3.1.1.1 离差法

离差法是对横截面大样本数据进行等级评分，以平均值为基准值，以 1 或 2 个标准差为离散距的单位，将原始数据转换成标准差的形式，然后根据数据标准差的大小进行赋分。原始数据和 Z 分转换公式为 $Z=\dfrac{x_i-\bar{x}}{SD}$ ，其中 $\bar{x}$ 为平均值，SD 为标准差，x_i 为原始数据，Z 分可以换算成标准百分来表示，运用离差法要求数据呈正态分布。在体质单项指标评分中，通常以 $-2SD$、$-1SD$、$+1SD$ 和 $+2SD$ 为分界点，分别给予"下、中下、中、中上、上"的评分级别。在体质评价时，研究者将研究对象与其同年龄、同性别的均值进行比较，以确定体质的优良或不合格等。我国现行国民体质中的身高标准体重测定标准就是运用离差法制定的。该标准的制定把 3 ~ 6 岁学前儿童作为一个整体，以 1cm 为一身高段，同一身高段体重的第 50 百分位数为中间值，以 $-2SD$、$-SD$、$+SD$ 和 $+2SD$ 作为临界值点，各区间分别赋予 1 分、3 分、5 分、3 分和 1 分。日本 6 ~ 19 岁儿童和青少年体力标准同样采用标准 Z 分制定，各单项的评分采用 10 分制（1 ~ 10 分），分性别对男、女进行评价。

然而，离差法在应用时存在两个弊端：如果原始数据非正态分布，应用其结果可能存在误差，甚至错误；另外，在应用离差法进行等级评分时，存在相邻区间的邻近区域实际数据相差很小而得分却相差一个等级的不合理现象。

3.1.1.2　百分位数法

百分位数法是一种适合统计各种分布型资料的非参数方法[38]，它不要求数据必须是正态分布。当数据呈非正态分布时，运用离差法进行评价存在误差较大甚至产生错误结果的问题，而百分位数法按大小进行排序，能反映数据真实情况。《中国学生体质综合评价方法与标准（1986）》《中国成年人体质测定标准（1996）》和当前使用的国民体质测定标准中除身高标准体重外均使用百分位数法制定。例如《国民体质测定标准》制定各单项指标的评分标准时，以同一年龄的 C10、C35、C65 和 C90 作为临界值点划分区间，低优指标区间分别赋予 1 分、2 分、3 分、4 分和 5 分，高优指标区间分别赋予 5 分、4 分、3 分、2 分和 1 分，中优指标区间分别赋予 1 分、3 分、5 分、3 分和 1 分。综合总分评价是各单项评分标准等权相加后，以 C15、C65、C90 为界值点，各区间分别为不合格、合格、良好和优秀四级。欧洲肥胖工作组（EOWG）将第 3、10、25、50、75、90 和 97 百分位数作为筛查和评估儿童生长水平的主要界值点[39]；美国 CDC 将 2 ～ 20 岁儿童和青少年 BMI 的第 85、95 位百分位数作为超重、肥胖划分标准，均属于纵向百分位数评分。

百分位数法既可用于同一时间点的横截面评价，又可用于不同时间点的纵向比较。在进行横截面评价时，百分位数法是将所有变量从小到大依次排列，按数量分为 100 等分，以中位数作为第 50 百分位数，并按照个体处于的总体百分位的位置来评价。百分位数法用于纵向评价时，先用横截面评分得到各时间点百分位数，再把同一百分位的数据点联结，进行纵向比较。比如需要了解 3 ～ 6 岁学前儿童的身高随年龄变化情况，可把 3 岁、4 岁、5 岁、6 岁的第 50 百分位数连接起来，观察出身高发展趋势。

综上所述，当进行横向评价时，百分位数法克服了离差法不能用于非正态分布数据的缺点。但是，当进行纵向评价时，以横截面数据百分位数直接划分临界值点，然后进行相同百分位数的连线，连线存在噪音现象，光滑度有限，因此在纵向比较或预测时百分位曲线可能存在较大波动导致有效性低。

3.1.1.3　百分位数曲线拟合法

近年来，百分位数曲线数学模型的研究取得了很大发展，所涉及的数学理论基础也较为成熟。其中比较常用的方法有一元回归线性拟合法、指数曲线拟合、对数曲线拟合法、多项式线性拟合法和样条函数拟合等。在进行时间序列纵向对比或发展趋势研究时，需要建立百分位数曲线参考标准。研究总体分布不做要求的资料发展趋势时，可采用平滑、拟合、加权等方法对百分位数曲线修匀。

美国国家卫生统计中心在 20 世纪 70 年代末采用了加权三次样条法直接拟合 C85 和 C95 这两条百分位数曲线[40]，以此作为美国人超重、肥胖的界值点。日本学者[41] 和比利时学者[42] 则采用三次样条函数拟合骨成熟度得分百分位数曲线，该法不足之处在于节点数不易估计，尾部的百分位数标准误差大。我国早在 1985 年就运用分段多项式方法拟合研制了儿童生长曲线百分位图。中国肥胖问题工作组制定了中国学龄儿童和青少年超重、肥胖筛查体重指数值分类标准，把第 85、95 位百分位数曲线用 *E-spilne* 曲线作平滑化拟合修匀后作为超重、肥胖划分标准[43]。我国 2003 年制定身高标准体重测定标准时，因身高两端数据样本量不足，无法直接用离差法得出较矮或过高的身高体重标准，因此先按照离差法对每 1cm 身高对应体重划定等级 Z 分；然后再把 Z 分转化成百分位数，比如 1 个标准差转化为百分位数是第 68.26 百分位数；最后，把所有身高区间对应体重的第 68.26 百分位数用曲线平滑拟合，并把拟合曲线向两端延长得到身高较低或较高的标准体重。

综上所述，百分位数曲线拟合法对波动的百分位数拟合后，能使百分位数变得光滑，从而减少原始数据的噪声，也能对时间序列上缺失或不足的纵向数据进行补充。但是，百分位数曲线拟合只能对有限条数的百分位数曲线进行拟合，对多条百分位数曲线拟合不但工作量大而且曲线之间存在交叉的可能，且曲线两端存在样本量较少会导致拟合误差较大，如制定身高标准体重时，身高较低或较高的两端样本量较少。总体来说，百分位数曲线拟合法效果不够理想[44]。

3.1.2　百分位数标准曲线参数拟合法——LMS 法

LMS 法由英国伦敦大学儿童健康研究所的科尔（Cole）教授[45, 46]和格林（Green）教授[47]在 20 世纪 90 年代初首创，之后逐渐在国际上流行。LMS 法是一种百分位数生长曲线制作方法，其先将非正态分布的数据通过 *Box-Cox* 幂转换（L）后得到近似标准正态分布的数据，然后构造各年龄组的 L 光滑曲线、中位数（M）光滑曲线和变异系数（S）光滑曲线。以各年龄组数据的 L（λ，幂转换）、M（μ，中位数）和 S（δ 变异系数）拟合百分位数曲线，由于 L(x)、M(x)、S(x) 拟合曲线均为光滑曲线，所以构建的任意一条百分位数曲线都是光滑的，无须再次修正。由于存在幂转换，LMS 法对正态分布和非正态分布数据均适用。

模型公式如下：

$$Z = \begin{cases} \dfrac{1}{\sigma v}\left[\left(\dfrac{Y}{\mu}\right)^{v} - 1\right] & if \ \ v \neq 0 \\[4mm] \dfrac{1}{\sigma}\log\left(\dfrac{Y}{\mu}\right) & if \ \ v = 0 \end{cases}$$

这模型公式适用于 $Y>0$ 的正或负偏度数据。其中 $\mu > 0$，$\sigma > 0$，$-\infty < v < \infty$ 时，Z 被假定为标准正态分布。而当峰度 $v=0$，即当峰度系数为 0 时，$Z=\log(Y/\mu)/\sigma$；当峰度值 $v \neq 0$ 时，$Z = [(Y/\mu)v-1]/\sigma v$，此时，$Z$ 是基于均值、标准差、偏度系数 3 个参数的方法，这是一个分布近似于标准正态分布 $N(0,1)$ 的 Z 值。

科尔教授于 1990 年[48]首次运用 LMS 法构建了英国儿童和青少年身高、体重和胸围、BMI 生长曲线，并制定了欧洲学龄儿童的正常生长发育参考标准值，之后科尔教授团队运用 LMS 法进行了一系列生长发育百分位数标准曲线的研制[49-52]。之后，该方法被广泛用于生长标准的制定，如美国 CDC[53]、IOTF[54]等均运用该方法制定了相关生长标准，并被用于评估儿童和青少年超重、肥胖和消瘦的患病率的临界线。国内也有诸多学者运用 LMS 法制定了身高、体重和胸围、BMI、腰围等生长发育参考标准。比如，蒋一方和 LMS 法创始人科尔教授合作研制了上海市 0～18 岁儿童和青少年体质指数百分位数曲线及超重、肥胖界值临界点标准[55]。李辉、宗心南等运用 LMS 法建立了中国 0～13 周婴儿体重身长、头围生长参照标准[56]。周乐山[57]用 LMS 法建立了长沙市 3～11 岁儿童身高生长曲线。杨漾[58, 59]运用 LMS 法建立了儿童和青少年身高、体重、血压、肺活量和握力等系列体质健康指标百分位数标准曲线。

LMS 法有以下优点：该方法是基于数据的中位数、标准差和偏度 3 个参数转换后构建的参数方程，进而由参数方程表达系列百分位数的曲线方程，使用时能得出任意的二维数据，LMS 法克服了离差法、百分位数曲线拟合法等只能求少数 Z 分和有限数量百分位数曲线的缺点，通过中位数、标准差和偏度 3 个参数的光滑曲线直接表达研究指标的任意百分位数曲线，而无须逐一光滑拟合。

LMS 法有以下不足：该方法只有中位数、标准差和偏度 3 个参数，而没有峰度参数，现实中很多数据都存在峰度情况，比如体质中的立定跳远、走平衡木等数据。为了解决包含中位数、标准差、偏度和峰度 4 个参数的百分位数曲线构建问题，需要对 LMS 法进行拓展升级，由此统计学家开发了功能强大的 GAMLSS 模型。

综上所述，LMS 法对偏度分布数据进行幂转换后，可构建任意百分位数的光滑曲线，相比百分位数法和离差法具有显著优势，但其无法对具有峰度的分布数据进行有效建模。

3.1.3　GAMLSS 模型建模法

3.1.3.1　GAMLSS 模型简介

GAMLSS 模型是基于位置、尺度和形状的广义可加模型，"GAMLSS"是"generalized additive model for location，scale and shape"首字母的缩写。2004 年，GAMLSS 模型由里格比（Rigby）和斯塔西诺普洛斯（Stasinopoulos）[60-62] 在 LMS 法基础上扩展而来，是一种半参数回归模型。GAMLSS 模型是由中位数（μ）、标准差（σ）、偏度（ν）和峰度（τ）4 个参数组成的半参数模型，GAMLSS 模型不仅可对偏态分布数据建模，也可对峰态分布或同时呈现偏态和峰态分布的数据建模，包括高度偏态和高峰度分布。μ、σ、ν、τ 曲线平滑后可构建任意百分位数的光滑曲线。GAMLSS 模型包含系列分布族，如 BCCG 分布、BCPE 分布、BCT 分布、NO 分布等。特别说明的是，当不存在峰度时，模型为 BCCG 分布（即为 3.1.2 节的 LMS 法，但算法进行了升级），BCCG 分布包含中位数、标准差和偏度 3 个参数，没有峰度参数；另外，当峰度和偏度都不存在时，模型为标准正态分布（NO 分布）。

3.1.3.2　GAMLSS 模型发展历程

GAMLSS 模型是基于线性回归模型（LM）、广义线性模型（GLM）、广义可加模型（GAM）等理论模型延伸发展而来的。

线性回归模型（LM）：线性回归是反映响应变量（因变量）和解释变量之间关系的经典分析方法，即 LM 模型，其在 20 世纪为统计界提供了良好的服务。其公式为：$Y_i=\beta_0+\beta_1 x_{i1}+...+\beta_r x_{ir}+\varepsilon_i$［其中 $\varepsilon_i \sim N（0，\sigma2）$，$i=1，2，...，n$］。该模型运用最小二乘法和最大似然函数法进行参数估计。最小二乘法是根据残差最小化来估计模型参数；最大似然函数法要求假设响应变量服从某一个概率分布，然后通过概率密度函数获得似然函数，然后对似然函数最大化求得参数。LM 模型对解决线性问题有较好的效果，但是现实生活中很多数据都不是线性的，而且该模型响应变量及残差都是正态分布，并且要求其方差齐性，所以经典的线性回归模型应用具有很大的局限性。广义线性模型（GLM）：针对经典线性回归模型处理非线性问题的难点，内尔德（Nelder）和韦德佰恩（Wedderburn）提出了广义线性模型（Generalized Linear Models）的概念[63]，对 LM 进行了升级，构建了 GLM 的理论基础和框架。和 LM 相比，GLM 的响应变量可以是非线性的，并且其分布情况除了正态分布，还可以被拓展为任意指数分布的形式。内尔德（Nelder）和麦克莱（McCullagh）对该模型进行了完整的阐述[64]。之后，GLM 得到大量关注，该模型在理论上得到了快速发展，在模型的前提条件、模型的优化选择、参数的评估方法和有效性检验等方面越来越完善，并在医学、车险、渔业等领域的百分位数曲线制定方面得到广泛应用。广义可加模型（GAM）：当自变量的分布已知，但其密度函数的参数有多个，并不可能估计出所有的参数时，就需要应用非参数回归的方法。斯通（Stone）于1985年提出的可加模型（Additive Models，AM）[65]是对多变量回归模型的一种拓展。具体的做法是为每一个可加项使用一个光滑函数$s(x)$，用于解释响应变量和解释变量之间的关系。平滑技术在20世纪80年代后期开始流行，黑斯蒂（Hastie）和蒂施莱尼（Tibshirani）在1990年把平滑技术引入AM，并对其进行了拓展，创造了广义可加模型[66]。

GAMLSS模型是在LM、GLM、GAM等研究内容上进一步发展与延伸的广义可加模型，具有适用范围更广的清晰且完整的理论系统[67, 68]。一方面，在GAMLSS系统框架下，响应变量的分布类型被广泛使用，如具有高偏度和高、低峰度等特点的分布类型，散度非常大的离散型分布、连续型分布等。另一方面，GAMLSS对数据分布特征拟合更加有效。在LM、GAM、GAM等统计模型中，仅包含1个、2个和3个参数，但GAMLSS模型包含4个参数。GAMLSS既能对中位数进行建模分析，也可以对尺度（标准差）及形状（偏度、峰度）等参数进行建模研究，能更加全面地呈现观测变量的分布特征。GAMLSS模型可以选择半参数、参数或是非参数回归模型，响应变量的联结函数中既可以包含可控变量的参数形式，也可以考虑可控变量的参数和非参数的影响，还可以采用非参数光滑函数描述，进而得到相关参数的估计值。由此可知，GAMLSS模型对数据的分布呈现更能体现数据的实际状况，模型的分布形式和方法更丰富多样。

3.1.3.3　GAMLSS模型理论结构

GAMLSS模型是基于LMS法的延伸，是更具广泛性的百分位数数学模型的创建方法。2004年，里格比和斯塔西诺普洛斯将LMS法广义化，他们提出了$Box\text{-}Cox$幂指数（BCPE）分布和$Box\text{-}Coxt$（BCT）分布，扩展了LMS法，构建了GAMLSS模型体系，其中包含$Box\text{-}Cox\text{-}Cole\text{-}Green$（BCCG，即为科尔教授的LMS）、$Box\text{-}Cox\text{-}power\text{-}exponential$（BCPE）和Box–Cox t orig等[69, 70]分布模型。对BCCG分布建立百分位数模型即为LMS法；BCPE假设变换后的随机变量Z具有横断面幂指数分布，对BCPE分布建立百分位数模型即为LMSP法；BCT假定变量Z具有横断面的t分布，对BCT分布建立百分位数模型即为LMST法。上述3种方法在GAMLSS模型中以D(μ, σ, v, τ)的特定分布形式存在。

GAMLSS模型公式为：

$$Y \sim D(\mu, \sigma, v, \tau)$$

$$g_1(\mu) = s_1(u) = X_1\beta_1 + s_{11}(x_{11}) + \dots + s_{1/1}(x_{1/1})$$

$$g_2 (\sigma) = s_2 (u) = X_2 \beta_2 + s_{21} (x_{21}) + ... + s_{2J2} (x_{2J2})$$

$$g_3 (v) = s_3 (u) = X_3 \beta_3 + s_{31} (x_{31}) + ... + s_{3J3} (x_{3J3})$$

$$g_4 (\tau) = s_4 (u) = X_4 \beta_4 + s_{41} (x_{41}) + ... + s_{4J4} (x_{4J4})$$

$$u = x^{\xi}$$

D 分布通常表示 BCCG、BCPE 或 BCT 分布，其中 u，σ，v 和 τ 是近似中位数、近似变异系数、偏度和峰度参数（其中 BCCG 没有参数 τ）；$g()$ 函数表示适当的链接函数，$s()$ 函数表示非参数平滑函数和 ξ 函数，ξ 是解释变量 x 的幂转换指数。当响应变量 Y 有早期或后期的快速变化时，通常需要变量 x 的幂变换，即 x^{ξ}。在这种情况下，变量 x 的转换可以扩展 x 的比例，从而改善光滑曲线的拟合效果。通常选择每个链接函数 $g()$，以确保参数被恰当的定义，例如 log 链接确保所讨论的参数为正，科尔（Cole）最初使用 BCCG（LMS 法）对所有参数使用的链接是 identity，而不是 log，由于这个历史原因，BCCG、BCPE 和 BCT 分布中 μ 的链接函数都是默认 identity，而 σ、v 和 τ 的链接函数分别用 log、identity 和 log。在 GAMLSS 中 BCCGo、BCPEo 和 BCTo 都默认 μ 的链接函数为 log，非参数平滑函数 $s()$ 通常需要一个平滑参数 λ 或自由度 df。

3.1.3.4 GAMLSS 模型构建百分位数标准曲线的研究现状

在国外，自 2004 年 GAMLSS 模型诞生以来，至今虽然只有 20 年，但因其强大的功能得到了迅速发展与应用，其理论体系日渐成熟。2006 年 WHO 专家组运用 GAMLSS 模型（BCPE 分布）制定了国际幼儿生长发育百分位数标准曲线图表[71, 72]。1993 年 WHO 对全球人体生长发育的参考标准进行了一次较为全面的评估，其结果认为 20 世纪 80 年代前开始使用的 WHO/NCHS 的儿童生长参考标准无法真实地反映学前儿童生长发育现状，应该制定新的儿童生长标准曲线，用于全世界学前儿童的生长发育情况。WHO 生长发育标准制定专家组收集了来自美国、加纳、巴西、印度、挪威和阿曼 6 个国家的 8 440 名 0 ～ 71 个月婴幼儿的体质数据，这些婴幼儿均为健康母乳喂养，然后比较了约 30 种生长曲线的作图方法[73]，包括平滑技术和分布类型，最终选择了三次样条函数（cubic splines）对百分位数标准曲线进行平滑处理的 GAMLSS 模型（BCPE 分布）。该模型适合正态、偏态及峰态等分布类型。其研制过程如下：第一步，通过年龄的幂转换方法改变年龄幅度（横轴）；第二步，比较不同参数自由度（df）下的标准差和中位数拟合效果，寻找最佳模型；第三步，拟合优度检验，使用迭代法对总体或局部进行拟合优度检验，如虫行图、残差图，或比较理论百分位数与拟合百分位数之间的差异等[74]，并由此制定了 0 ～ 60 个月男、女婴幼儿的年龄别体重、年龄别身高（身长）、身高（身长）别体重、年龄别身体质量指数的百分位数标准曲线和 Z 值评分曲线。之后，WHO 又制定了 5～19 岁儿童青少年的生长标准。WHO 儿童生长发育百分位数标准曲线图表在诸多国家得到了广泛应用。基于文献检索，我们还发现国外不少学者使用 GAMLSS 模型（LMS 法和 / 或 LMSP 法和 / 或 LMST 法等）对基于单个解释变量的响应变量进行估计，如博纳费德（Bonafide）等[75]对住院儿童心率和呼吸率百分位数曲线的建模和维勒（Villar）等[76]对出生 12 个小时内的 20 486 名新生儿进行人体测量，并采用 BCT 的分数多项式估计拟合百分位数，建立了基于孕龄和性别的体重、身长和头围的百分位数标准曲线，丰富了 WHO 儿童生长标准数据库。国际肺功能组织也基于 GAMLSS 模型建立了 3～95 岁年龄别和身高别肺功能百分位数标准曲线[77]；科尔（Cole）在 2009 年制定了基于美国、比利时、英国、加拿大 4 个国家的 4～80 岁儿童与成人样本的年龄别身高别肺功能百分位数标准曲线[78]；席波等[79]制定了基于 8 个国家 113 453 名 6～18 岁儿童与青少年的腰围百分位数标准曲线；山田五郎等[80]运用 GAMLSS 模型对秘鲁、哥伦比亚、墨西哥育龄妇女的 BMI 分布进行了建模；罗丝·安妮·肯尼（Rose Anne Kenny）等[81]用 GAMLSS 模型构建了基于爱尔兰全国的 5 897 名 50 岁以上中老年人样本，建立了 50 岁以上中老年人身高、体重、正常行走速度、握力、骨密度等指标的百分位数标准曲线；安蒂·萨利（Antti Saari）等[82]建立了芬兰 0～20 岁儿童青少年的身高、体重和 BMI 的百分位数标准曲线，并运用与成人接轨法研制了该年龄段的超重、肥胖和体瘦的切点。

在国内，近年来，GAMLSS 模型逐步得到推广应用并取得了较好的成果，如医学[83-85]、保险[86, 87]、水利[88, 89]等领域百分位数标准曲线的制定。在医学健康领域，范晖、米杰等[90]运用 GAMLSS 模型研制的《我国儿童青少年高血压诊断标准制定、健康风险评估及防治技术推广》获得 2019 年国家科学技术进步奖提名奖（二等奖），该研究成果是《中国高血压防治指南（2018 版）》的核心内容之一。另外，易青洁[91]制定了重庆市儿童阴茎长度的百分位数参考标准；陈倩等[92]运用 GAMLSS 模型制定了 0～7 岁儿童身高 / 体重百分位数曲线参考值；常生茂等[93]运用 GAMLSS 模型制定了中国台湾 5～18 儿童与青少年的肺功能参考标准。GAMLSS 模型在我国体育领域应用相对较少，查阅有关文献，只有骨龄和握力方面的 2 项研究，具体为：张绍岩等运用 GAMLSS 模型（BCPE 分布）对骨龄[94]、身高、体重和体质指数[95]等制定了百分位数生长曲线。如张绍岩研制的《中国青少年儿童手腕骨成熟度及评价方法》和《中华 –05 新骨龄标准》已经成为我国骨龄领域的行业标准，在运动员选材、法医鉴定方面做出很大贡献。另外一篇体育领域有关 GAMLSS 模型的相关论文是徐国栋[96]的硕士论文，其建立了陕西汉族居民握力分布百分位数参考值。

综观已有研究，国外自 2004 年 GAMLSS 模型推广以来，由于其对面板数据进行二维建模、对立体数据进行三维建模的优越性，已取得了非常瞩目的成绩。然而，在国内体育领域，运用 GAMLSS 模型进行评价的研究成果极少，未见在 GAMLSS 模型分布体系下，根据数据的特征选择最优分布进行建模的研究成果。

3.1.4 单项指标评价方法小结

综观上述分析，笔者简要对上述方法进行小结。

（1）离差法是对横截面数据进行评分的常用方法，其简单实用，但只能对正态分布数据评分，考虑到许多原始数据并非正态分布，所以其应用范围有限。另外，体质指标经常需要研究时间序列上的变化，如 3～6 岁学前儿童的生长发育指标，离差法不便于对生长发育进行纵向追踪观察与预测。

（2）百分位数法可对非正态分布的横截面数据评分，也可在时间序列上建立生长曲线进行纵向对比。但由于原始数据不同时间点上的相同百分位数并非在一条光滑曲线上，存在噪声现象，其纵向对比评价效果不好。即便对百分位数进行平滑拟合处理，也存在两端误差较大现象，且对曲线逐条平滑处理工作量很大。3～6 岁学前儿童体质各指标数据为三维的面板数据，既要考虑横向比较又要考虑纵向比较，需要进行三维立体曲面评价。离差法和百分位数法无疑难以有效解决该问题，所以需要引入参数，让每一条百分位数（或标准 Z 分）由相同的参数来表达。

（3）GAMLSS 模型可对正态分布、非正态分布建模，如具有高偏度和高、低峰度等特点的分布类型，以及散度非常大的离散型分布、连续型分布等。其以中位数、标准差、峰度和偏度 4 个参数为基础，可以得出任意时间点任意百分位的值，如在年龄别身高百分位数标准曲线图中可知任意年龄点的任意百分位的身高值。

本研究中学前儿童体质指标包括身高、体重等偏度、峰度不大的身体形态指标，也包括走平衡木、坐位体前屈等偏度、峰度偏离正态分布较大的身体素质指标，这正契合了GAMLSS 模型的特点，应用 GAMLSS 模型建立体质指标百分位数标准曲线能够取得良好的结果。鉴于此，本研究拟运用 GAMLSS 模型构建幼儿体质各个指标的百分位数标准曲线。

3.2 综合评价指标赋权方法的研究现状

在对多指标进行综合评价时，各指标的权重代表了该指标在总体中的重要程度和作用大小。综合评价指标权重有等权和加权两种。其中，加权法是对各指标赋予不同的权重，赋权方法主要有主观赋权法、客观赋权法和主客观组合赋权法等。我国现行《国家学生体质健康标准（2014 版）》综合评价为加权法，而学前儿童"2003 年版标准"综合评价为等权法。

3.2.1　主观赋权法

主观赋权法是根据决策分析者主观上对各属性的重视程度而进行赋权的方法，常用的有德尔菲法（专家调查法）、Saaty 层次分析法（Analytic Hierarchy Process，AHP）和比较矩阵法等[97]。具体操作上，多是先采取综合咨询评分的定性方法确定权数，然后对无量纲后的数据进行综合，所以最终的结果必然具有较强的主观性。

德尔菲法在 20 世纪 40 年代由戈登（Gordon）和赫尔默（Helmer）首创，是一种常用的主观分析法，咨询专家的选择是德尔菲法成功与否的关键。如何选择咨询专家，一般取决于研究的目的及需要解决的任务，选取的专家不仅要有一定声望的本学科专家，而且也要选取跨学科、交叉学科的专家。德尔菲法广泛应用于指标赋权，在体育领域也不例外。

层次分析法由美国运筹学家匹茨堡大学的 T. L. 萨蒂（T. L. Saaty）教授创立，是定性分析与定量分析结合的主观分析方法。1980 年，萨蒂出版了《层次分析法》（*The Analytic Hierarchy Process*）一书，该书全面论述了层次分析法的原理、应用及数学基础。之后，其陆续出版了《优先级逻辑在商业、能源、健康、交通中的应用》（*The Logic of Priorities, Applications in Business, Energy, Health, Transpo*）《领导者决策》（*Decision Making for Leaders*），以及《分析规划》（*Analytical planning*）[98]，到 1986 年，萨蒂完成了层次分析法的公理证明，这使层次分析法获得了更加扎实坚厚的数学基础。层次分析法本质上是一种决策思维方式，体现了人们决策思维的基本特征：分解、判断、综合。它把复杂的问题分解为各组成因素，将这些因素按归属关系分成递阶多层次结构，通过两两比较的方式来确定每一层次中各因素的相对重要性，然后在上一层次中进行合成，从而得到决策因素相对于目标层次的重要性总顺序。层次分析法强调人的思维判断在决策过程中的作用，通过一定模式使决策思维过程规范化，它适用于定性与定量因素相结合的决策问题。

1982 年层次分析法被介绍到我国，在国内系统工程、运筹学和管理工程领域引起了广泛的理论研究和应用。层次分析法能够较好地从主观角度通过定性与定量结合解决权重问题[99]。国内体育领域已有不少学者运用层次分析法对体质水平进行研究。赵书祥[100]举例说明了层次分析法的应用步骤，其方法是由 4 名专家对老年人体质指标重要性进行赋值，然后通过层次分析法对体质总结评价进行分析。张彦峰[101]在北京、沈阳、广州和西安 4 座城市中选择社会经济处于中等水平城区的学生作为研究对象，用层次分析法对 7 ～ 17 岁儿童青少年体质进行了综合评价。赵海燕[102]将专家访谈法、层次分析法等相结合构建了大型体育场馆环境主观评价指标体系，并对指标进行加权确定了各指标权重。廖文科[103]运用层次分析法对 7 ～ 18 岁儿童青少年体质进行了综合评价。

综上所述，主观赋权法具有鲜明的优缺点：通过多位专家评价，能够集中专家的专业知识和经验，有利于提高指标权重的有效性，但囿于专家知识经验和个人喜好，评价存在较大的主观随意性，缺乏稳定性，难以体现指标的内在属性。

3.2.2　客观赋权法

客观赋权法是指单纯利用指标属性来确定权重的方法，其结果不依赖于人的主观判断，根植于数学理论依据[104]。该方法从原始指标数据出发，从原始数据中提取相关信息，通过一定的数学方法，根据所提取各指标数据之间的数学关系，计算各评价指标的离散程度，是一种基于各评价指标值离散程度的差异来赋权的方法。客观赋权法主要有熵值法（Entropy Value Method，EVM）[105]、灰色关联分析法（Grey Incidence Analysis，GA）[106]、人工神经网络（Aritificial Neural Networks，ANN）分析法[107]等，这些方法包含了一些可以解决数据化和结构化问题的确定性信息。

灰色系统理论由我国华中科技大学邓聚龙教授于20世纪80年代初提出，其自诞生以来已被广泛且成功地应用于社会经济、科技和农业等领域，该理论应用最广泛的是灰色预测分析和灰色关联分析。该模型建立在发掘已知数据序列本质规律的基础上[108, 109]，运用灰色模型对数列的关联性进行建模。其基本原理是各相关曲线几何形状越接近，即各曲线越同步，则它们的变化趋势越接近，其关联度就越大。它可以在数据少且不明确的情况下，对既有数据所潜在的灰色信息进行白化处理，继而进行预测或决策，其具有少数据和时间序列性等特点。但国民体质具有大量数据，因此，运用灰色关联分析法求指标权重并不适合。

熵值法是根据各项指标观测值所提供信息多少来制定指标权重的方法。熵是一个晦涩难懂的概念，在信息科学中，"熵"是对不确定性的一种度量，信息含量大，不确定性就小，对应的熵值就越小；反之，信息量小，不确定性就大，对应熵值就大。其基本原理如下，若有 m 个待评方案，n 项评价指标，则形成原始指标数据矩阵 $X=(x_{ij})_{m \times n}$，如果某项指标 x_j 与 X_{ij} 的差距越大则该指标在综合评价中所起的作用越大；如果某项指标对应的数据都一样，则该指标在综合评价中权重为 0，不起作用。根据熵的特性，我们可以通过计算熵值来判断方案的随机性程度，当我们用熵值来判断指标数据的离散大小时，如果指标的离散程度越大，则说明该指标在综合评价中的贡献越大。所以我们可根据各项指标数据离散程度，运用信息熵来计算出各个指标在综合评价中的权重。"熵"是众多学科研究的焦点之一，自 1865 年物理学家克劳修斯（Clausius）提出后，便被广泛应用于自然科学、社会科学乃至哲学等领域[110]。在体质领域，未见正确运用熵值法建立指标权重的文献。

总之，熵值法通过指标数据内在特征赋权，降低了主观因素干扰，其权重赋值反映事物的内在属性，特别是大样本量数据，用熵值法赋权效果更好。相较于主观赋权法，熵值法更能真实反映诸多评价指标数据真实的重要程度。

3.2.3 主客观组合赋权法

正如上文所述，主观赋权类的评价方法能够体现研究领域专家的丰富知识经验，但由于研究人员经验的缺乏和个人的偏好，即使是同一个评价专家在不同的环境和时间对同一评价对象也往往会得出不一致的主观判断，因此，我们难以避免主观随意性对评价结果的不利影响，从而使结果的可信度下降。然而，客观赋权类方法由于未考虑指标在专家实践应用中的经验，其评价结果也存在一定缺陷。鉴于主观法和客观法有着各自的优缺点，是否可以将这两类方法结合起来，互相弥补缺陷，从而使决策结果更真实、可靠，从而更加科学合理地对评价对象做出评价[111, 112]。近年来，研究者提出了将客观赋权法和主观赋权法所得的权重通过组合的方法形成最终权重的观点。包含主客观因素的综合赋权法，既能反映决策者的主观意见，又能客观反映各指标的内在属性，两者优势互补，从而提高了评价的科学性。诸多学者将此综合赋权法进行应用，王国军[113]通过层次分析法结合偏移度等方法组合赋权对上海市公务员体质健康系统进行了研究；刘英[114]运用层次分析法和模糊数学对河南省体育旅游资源评价指标进行了组合赋权研究；高奎亭等[115]运用德尔菲法和熵值法组合赋权对我国体育学术期刊国际化评价指标体系进行了赋权；孙丽红等[116]基于"熵权法–模糊"综合评价法对老年人肌力评估指标赋权。组合赋权相对于单独的主观赋权法和客观赋权法的优势，以及其在实践中的成功应用，说明应用组合赋权是可靠的。

"层次分析–熵值"组合赋权虽在体育领域应用不多，但已广泛应用于社会调查和经济等领域。层次分析法是多位专家对体质信息进行统计汇总归纳的一种方法，而熵值法则为客观赋权法。国民体质测试经过数十年的发展，国家拥有一批长期从事体质研究的专家，如各大体育院校从事体质健康领域的专家教授、国家和各省体育科学研究所的专业研究员，他们无论在理论上还是在实践上对体质研究都有自己的深刻认识和经验。

综上所述，综合评价中的指标权重确定方法主要有主观赋权法、客观赋权法和主客观组合赋权法。学前儿童体质评价是一项较为复杂的社会工作，受各种主观因素影响，客观赋权法无法考虑主观现实，无疑是不完整的。主、客观赋权法的优缺点具有互补性，使用主客观组合赋权法能综合两种方法的优点且互补缺点。鉴于此，"层次分析－熵值"组合赋权符合国民体质的专家知识经验优势和大样本量数据特征，且可优势互补，可以作为研究国民体质综合评价指标权重的方法。

3.2.4 主观与客观的权重合成研究现状

综合评价的方法有很多，也非常复杂，综合评价的权重合成方法尚在不断探索中[117]。当前，"层次分析－熵值"组合赋权法中两者的权重比例确定方法主要有加法合成、乘法合成、博弈论组合赋权合成等方法。

加法合成法确定综合权重系数的公式为 $W_{zi} = a \times W_{ci} + (1-a) \times W_{si}$，其中 W_{zi} 为综合权重、W_{ci} 为层次分析法权重、W_{si} 为熵值法权重（下同），a 为层次分析法权重系数（$0 \leqslant a \leqslant 1$）。在此公式中 $a=1$ 时 W_{zi} 为层次分析法权重，$a=0$ 时为熵值法权重，$a=0.5$ 时层次分析法和熵值法在综合评价中的比重各占 50%，即取两种方法的平均值。查阅文献可知，该方法主要根据行业特点或专家经验确定"层次－熵值"组合赋权的 a 值。如电力领域，王守相等[118]在对智能用电综合评价的研究中，取 $a=0.5$；体育领域，赵海燕等[119]在对大型体育场馆环境质量评价指标体系构建的研究中，取 $a=0.5$；陈昆仑等[120]在对马拉松赛事竞争力的综合评价研究中，也采用了均值法（即 $a=0.5$）进行主客观联合赋权；在工业领域，张立恒[121]运用上述均值法求综合评价的权重系数；高海涛等[122]对高速铁路行车安全性进行研究时，则根据专家意见[123]，认为应该客观优先，取 $a=0.4$；李娟等在确定专利价值的综合评价中结合相关专家意见及经验后认为应主观优先，取 $a=0.6$。

乘法合成法确定综合权重系数的公式为 $W_{zi} = \dfrac{W_{ci}W_{si}}{\sum W_{ci}W_{si}}$，该方法把同一指标中层次分析法权重和熵值法权重相乘，然后除以所有指标乘积的和。在体育领域，胡晓天等[124]在构建大学生综合素质评估模型和张坚强等[125]在学生体能训练综合评价时，均运用该方法合成主客观权重。在水电领域，艾亚迪等[126]也运用该方法确定综合评价权重。乘法合成法将指标的主客观权重相乘，存在对权重呈倍数放大或缩小的缺陷。因此，沈雨婷、金洪飞等[127]将该公式改进为 $W_{zi} = \dfrac{\sqrt{W_{ci}W_{si}}}{\sqrt{\sum W_{ci}W_{si}}}$，其原理是假设综合评价权重理论上应该尽量接近层次分析法计算的权重 W_c 及熵值法计算的权重 W_s，然后基于相对信息熵最小化要求而求解综合权重。该公式使最终权重的次数与层次分析法、熵值法权重的次数一致，更加均衡了两者的权重属性。近年来，有不少学者运用该方法进行权重合成，如叶永刚[128]、梁富山[129]在"层次－熵值"组合赋权中均使用了该方法。

博弈论组合赋权法确定综合权重系数是借鉴了博弈论中的均衡思想，在博弈论中，当博弈多方出现多个决策方案时，可以假定每个方案都是理性决策的结果。在决策过程中，当博弈各方协调一致去寻找最大化共同利益时，就会出现妥协，那么均衡就是在不同的决策方案之间寻找一致或者妥协，从而实现共同利益的最大化。如孙卫忠等[130]通过实例验证了采购图书经费中该方法在制定各图书类别综合权重的可行性。运用该方法的研究者还有孙周亮[131]、荀志远[132]等。

除了上述 3 种方法，李旸等[133]运用熵值法所得权重对层次分析法所得权重进行修正，从而得到"层次－熵值"组合赋权法综合权重系数；秦忠诚等[134]则导入欧氏距离函数对"层次－熵值"组合赋权法分配权重。

总之，针对"层次－熵值"组合赋权法的权重合成，不同的学者基于不同视角有不同的合成方法，据最小相对信息熵原理和拉格朗日乘数法所得的权重分配公式

$$W_{zi} = \frac{\sqrt{W_{ci}W_{si}}}{\sqrt{\sum W_{ci}W_{si}}}$$ 体现了量化结果的"物理意义"和"鼓励均衡发展"的评价要求，能较好地平衡层次分析法和熵值法两种赋权结果，所以本研究将采用该方法合成组合赋权的权重系数。

④ 本章小结

制定体质评价参考标准是体质测评工作的重要环节。国内外体质评价标准随着时代的发展而不断变化与更新。我国自 2003 年颁布 3 ～ 6 岁学前儿童体质测定标准以来，其缺点在实践中日益凸显。因此，结合我国体质的最新现状，探索更先进的统计模型、制定科学合理的体质评价标准是很有必要的。综观已有标准的制定方法后，笔者发现 3 个要点。其一，在单项体质指标的标准研制方面，GAMLSS 模型具有明显优势，具体为：①适用于具有偏度和峰度的非正态分布数据；②不需对每条百分位数曲线进行平滑处理，只需对中位数、标准差、偏度和峰度 4 个参数曲线平滑后即可构建任意百分位数光滑曲线；③可以计算得到任意二维或三维百分位数，以达到精准的个性化评价目的。该模型有关应用文献表明：近年来该方法在百分位数标准曲线构建方面得到了广泛而成功的应用。如 WHO 运用 GAMLSS（BCPE 分布的 LMSP 法）模型制定了儿童生长发育标准，该模型通过参数形式可构建任意百分位数光滑曲线。我国学前儿童身体形态和身体素质等体质数据普遍存在偏度和峰度的现象，吻合 GAMLSS 模型的建模条件，运用

该模型构建百分位数标准曲线可对任意时间点、任意百分位的值进行评价，能实现本研究建立个性化评价标准的目标。其二，在指标权重研制方面，层次分析法作为主观赋权法得到广泛应用，但其往往受专家知识经验和个人喜好影响，存在主观随意性，缺乏稳定性；熵值法是一种较新的制定权重的客观赋权法，其通过指标内在属性来确定权重，但无法考虑体质的社会属性，层次分析法与熵值法组合赋权可进行优势互补。其三，在标准应用方面，超重、肥胖已经在我国处于流行趋势，划分基于全国样本的超重、肥胖临界值，进而研究不同体重等级对学前儿童体质健康影响的差异大小很有必要。

鉴于此，本研究采用 GAMLSS 模型研制各单项体质指标的百分位数标准曲线及相应评分标准，采用"层次分析－熵值"主客观组合赋权法研制综合评价的各指标权重，进而构建我国 3～6 岁学前儿童体质综合评分参考标准。同时，运用所建身高标准体重的百分位数标准曲线划分超重、肥胖临界线，并探究体重等级与体质健康的关系，进而为我国学前儿童体质健康水平的提升提供参考。

第二章

基于 GAMLSS 模型的我国 3～6 岁学前儿童单项体质指标百分位数标准曲线的建立

① 前言

国内外都比较重视体质参考标准的研制，当前，我国相关研究大部分以原始数据的百分位数或标准差直接制定，其结果存在不稳定、非连续等特点。生长标准科学的表达方法是以精确年龄为自变量制定百分位数曲线图表，诸多国际组织和发达国家已经广泛采用此方式。1985 年我国首次出版了儿童生长发育百分位数曲线图，之后，陆续有学者进行了百分位数曲线图表的研究，但在 21 世纪前，拟合方法多采用比较简单的多项式拟合法或百分位数法，且百分位数法一般假设数据是正态分布或对数正态分布，其有效性不高。1999 年后，国内有学者运用 LMS 法建立体质指标的百分位数曲线，如尚磊等[135, 136]建立西安市 0～18 岁儿童青少年的身高和体重等百分位数曲线，杨漾[137]建立上海儿童青少年体质各指标 LMS 百分位数曲线及相关参考标准，李辉等[138, 139]建立我国 2～18 儿童青少年身体形态指标的 LMS 百分位数曲线。国内外运用 LMS 法[140, 141]建立体质百分位数曲线有较多研究。近年来，随着百分位数曲线数量统计方法的发展，GAMLSS 模型已进入体质健康领域构建百分位数标准曲线的研究[142, 143]。GAMLSS 是一种广义可加模型，不仅适用于正态分布的数据资料，也适用于体质测量呈偏态和偏峰分布的数据。其运用中位数、标准差、偏度和峰度 4 个参数的拟合曲线函数方程能表达单项指标的任意百分位数曲线，而无须逐个计算百分位数曲线。该模型用参数方法估计百分位数，对两端边缘的百分位数计算比简单的排序计数的百分位数法更好，且每个百分位数误差小。其产生的百分位数标准曲线由 4 个参数决定，这些参数包含了各年龄时间点的变化特点，测量所得数据也可以转换成标准离差，可对不同学前儿童在同一时间点进行横向比较，也可对同一学前儿童在不同时间进行纵向比较。

基于此，本部分采用 GAMLSS 模型构建我国 3～6 岁学前儿童体质各单项指标百分位数标准曲线，为学前儿童体质评价提供百分位数参考图表，同时为建立单项体质指标评分参考标准、体质综合评分参考标准，以及划分超重、肥胖界限点提供理论基础。

② 研究对象与方法

2.1 研究对象

2.1.1 建模数据来源

建模数据来自 2010 年和 2014 年两次国民体质监测得到的除港澳台外全国 31 个省（自治区、直辖市）所有学前儿童的体质数据。这两次数据均是按照分层随机整群抽样的原则抽样所得，分层方法是在各省（自治区、直辖市）域内按照经济发展水平分为一类、二类和三类地区，每个地区分城、乡两种人群随机抽取若干街道（乡、镇），最后随机选取街道（乡、镇）辖区内的幼儿园进行数据采集。样本人群包含城乡、性别 4 类样本，共计 16 个年龄组，每个省（自治区、直辖市）每一年龄组抽样 100 人，总样本为 1 600 人。其中城市学前儿童是指父母是城市户口，且本人生活在城市的学前儿童；农村学前儿童是指父母是农村户口，且本人生活在农村的学前儿童。该数据测量时间为 2010 年和 2014 年 4—6 月，测试方法按照国民体质监测中心制定的《国民体质测试方法及判断标准》，测试仪器为健民牌 Ⅱ 型体质测试器材。两次测量采用了相同的测试工作方案，方案详见《国民体质测试方案（幼儿部分）》[144, 145]。排除异常数据后，最后参与本次建模的样本为：2010 年有效样本 51 159 人，其中男学前儿童 25 583 人、女学前儿童 25 576 人；2014 年有效样本 50 702 人，其中男学前儿童 25 381 人、女学前儿童 25 321 人。

2.1.2 回代验证数据来源

数据来源于笔者申请获批的在国家体育总局体育科学研究所财政部专项业务经费项目（编号：基本 17-16）资助下完成的 2 项测试工作。考虑到采集全国 31 个省（自治区、直辖市）的数据进行回代验证，只依靠课题组的力量在经济上和工作上都难以实现，因此，本研究数据采集区域选取了代表我国东、西、南、北 4 个区域的浙江、四川、云南、北京这 4 个省市。抽样方法是按照随机整群抽样的原则，即按照《国民体质监测工作方案》规定的分类结果，分城、乡随机抽取幼儿园进行测试。第 1 项测试是对四川和云南两地学前儿童的测试，测试时间为 2019 年 9—12 月。四川省测试选取成都市、自贡市、广元市（每市 5 所幼儿园）学前儿童共 2 526 人，有效样本量 2 286 人（男 1 140 人、女 1 146 人）；云南省选取昆明市、普洱市和临沧市（每市 5 所幼儿园）幼儿共 2 469 人，有效样本量为 2 261 人（男 1 137 人、女 1 124 人），为方便后文表述，本项测试简称 YSYC 测试①，测试项目为身高、体重、坐高、坐位体前屈、网球掷远、双脚连续跳、走平衡木、10 米折返跑和立定跳远等 2014 年国民体质测试指标。第 2 项测试是对浙江省（杭州市、嘉兴市）、北京市（东城区、丰台区）16 所幼儿园的幼儿体质健康指标进行测试，测试时间为 2018 年 4 月—2019 年 6 月。其中每个地区各抽取了 4 所幼儿园，共测试 5 839 名 3 ～ 6 岁学前儿童，去除不合格数据后，最终获得有效样本共5 154 人（男 2 663 人、女 2 491 人），本项测试简称 BZYC 测试。第 22 项测试除了第 1 项测试的所有项目，加测了 20 米渐进往返跑、握力、15 米绕障碍跑和视力等体质健康指标。上述两项体质监测指标的测试工作按照《国民体质监测工作方案》规定的测试方法完成，加测的 20 米渐进往返跑按照 Leger 的测试方法[146]完成，视力按照原卫生部规定的测试方法完成，测试方法详见后文。

上述两项测试总计获得 9 701 名学前儿童体质健康数据，数据将用于三个部分，具体如下：第一部分是对所建立的百分位数标准曲线进行回代检验；第二部分是运用笔者建立的本研究标准对北京、浙江、云南和四川学前儿童体质健康进行综合评分及个体评分实验，并比较本标准和《国民体质测定标准（2003 年版）》在评分方面的差异；第三部分是针对第 2 项测试（BZYC 测试）的样本人群，对正常体重与超重学前儿童体质进行对比研究。

本测试研究获得国家体育总局体育科学研究所伦理委员会批准，测试前向每位家长发送测试告知书，在家长知情同意并且签署同意书的前提下，对自愿参与本研究测试的受试者进行筛查，排除心、肺、肝、肾等主要脏器有病者（如有心脏病、哮喘、甲亢等疾病史或身体残疾的学前儿童），或其他不适宜参加比较剧烈的运动的学前儿童。参与测试的学前儿童均具有语言表达能力、接受能力和基本运动能力。

---

① 为了方便后文对这两次测试的描述，取第 1 项云南、四川幼儿测试的"云南""四川""幼儿""测试"首字母，简称"YSYC 测试"；取第 2 项北京、浙江幼儿测试的"北京""浙江""幼儿""测试"首字母，简称"BZYC 测试"。

2.2　建模指标

身高、体重、身高标准体重、BMI、坐位体前屈、网球掷远、双脚连续跳、走平衡木、10 米折返跑和立定跳远。

2.3　研究方法

运用 GAMLSS 模型构建体质指标百分位数标准曲线。算法实现包括两部分：首先用 R 语言（版本 R–3.6.1）编制运算代码，然后在 Rstudio 对话框下运行 GAMLSS 系列软件包，数据表格使用 Excel 中的 .csv 格式。

❸ GAMLSS 模型的构建方法及过程

GAMLSS 模型是基于位置、尺度和形状的广义可加模型，其参数包含 4 个（中位数、标准差、峰度、偏度），并以 $D(\mu, \sigma, \nu, \tau)$ 的特定分布形式，其建模方法如下。

GAMLSS 建模主要包括选择分布模型、参数估计、模型拟合诊断和运算得出百分位数参考曲线及其标准值。

3.1　选择分布模型

运用 lms( ) 函数进行迭代运算，比较广义赤池信息量准则（Generalized Akaike Information Criterion，GAIC）的大小来选择最优分布模型，GAIC 体系包含 GD、AIC 和 SBC 三个评价指标，模型优劣的判断分两步。

第一步，通过全局偏差 GD（Global Deviance）来判断。GD 是基于全局的模型选择方法，其公式为 GD=-2L(θ)，这里 L(θ) 是指拟合的极大似然函数的对数。判断标准是从模型拟合程度来评价模型优劣，模型拟合越好，GD 值越小，所以一般选择 GD 值小的模型，但 GD 值过小拟合过度会导致曲线不够光滑，所以要运用第二步对拟合程度加以限制。第二步，通过广义赤池信息量准则对模型进行比较。为了避免第一步时过度拟合，运用通用赤池信息量准则（AIC）进行判断。AIC 由日本著名统计学家赤池弘次创立[147]，AIC 理论建立在熵的概念基础上，可以权衡所估计模型的复杂度和此模型拟合数据的优良性，其公式为 GAIC（k）=GD+k.df，其中 k 为惩罚系数，当 k=2 时即为 AIC；df 为模型总有效自由度，当 df=0 时表示线性，虽然光滑但拟合效果最差，更大的 df 代表一个逐渐复杂的拟合度更好的光滑曲线，但是光滑度变差，通过不同的 df 拟合得出不同模型的 GAIC 大小。AIC 是衡量统计模型拟合效果的一种评价标准，它既考虑了拟合模型的拟合优度，同时避免了过度拟合。赤池信息量准则被广泛应用于拟合模型诊断，迄今为止，其被引用率超过 4 万次。贝叶斯准则由贝叶斯创立[148]，计算公式为 $SBC=GD+\sqrt{\log(n)} .df$，当 GAIC 模型中样本量很大时（$n>1\,000$），惩罚系数一般取 $k=\sqrt{\log(n)}$，故得此公式，AIC 和 SBC 都是 GAIC 的特殊情况，分别对应惩罚系数 k 为 2 和 $\sqrt{\log(n)}$。在不同的模型中统计量选取的标准是 GD、AIC、SBC 越小的模型越好，但在实际应用中，通常发现 AIC 会导致模型选择中的过度拟合，而 BIC、SBC 则会导致欠拟合。有关研究表明惩罚系数 k 的值在 $2.5 \leqslant k \leqslant 4$ 或 $k=\sqrt{\log(n)}$（当 $n \geqslant 1\,000$ 时）通常运行良好，所以可以选择不同的 k 值，例如 $k=2$、2.5、3、3.5、4，然后选择最佳模型，当超过 1 000 的大样本量时选择 $k=\sqrt{\log(n)}$，本论文中样本量大，所以惩罚系数用 $k=\sqrt{\log(n)}$ 进行模型选择。选择模型的分布后，在 R 语言中运用 GAMLSS 软件包进行参数估计，同时，选用三次样条函数平滑 μ、σ、v、τ 参数曲线。

3.2　参数估计

在 GAMLSS 框架下，有两种基本算法可使边际似然极大化（CG 算法和 RS 算法）。GAMLSS 软件包的默算法是 RS 算法，RS 算法是对均值和散度可加模型的算法，计算公式见 GAMLSS 模型公式。

3.3　模型拟合优度的诊断与检验方法

建立恰当的模型分为两个阶段：拟合选择阶段和诊断阶段。拟合阶段包括不同分布的拟合模型的比较，即使用上面讨论的 GAIC（k）。然而，虽然根据 AIC 准则和 SBC 准则已选出分布位置参数为 μ 时的最优模型，但模型具体表现如何未知，里格比和斯塔西诺普洛斯等提供了以下几种检验拟合优度方法，以便对模型进行诊断与调整，诊断阶段主要有 Q 统计检验、蠕虫图、残差 Q-Q 图和百分位数区间分布比例的拟合优度检验等方法，用诊断来评估所选择的模型残差是否支持假定的响应分布。诊断评估时允许在全局范围内或在一个（或两个）特定范围内检测模型中的不足之处，并通过调整自由度大小的诊断来改进模型的拟合效果。主要的诊断方法如下。

（1）Q 统计检验

当模型拟合的平均数、标准差、偏度和峰度 4 个参数与标准正态分布不一致时，Q

统计量表现为统计学显著性（$P<0.05$），也包括汇总 Q 统计量[149]。较差的蜗杆图或 Q 统计量可能表明需要降低平滑参数的值，以获得更好的拟合优度效果。

下面举例说明 Q 统计检验法，读者可结合 4.1.1.3 小节的图 2–1 和表 2–2 进行理解。

Q 统计检验从定性和定量两个角度进行检验。从 Q 统计图定性分析，Q 统计图中浅色表示 Z 为负值，深色表示 Z 为正值，而圆的大小与 Z 值成正比。圆心的正方形表示 |Z|>1.96，即可能存在失配。Z_1、Z_2、Z_3、Z_4 分别反映参数 μ、σ、ν、τ 的曲线拟合情况。然后从表中定量分析，查找图形中圆圈中有正方形的对应表中的 Z 值。

模型是否符合要求的判断依据：①若所有 |Z| 都小于 1.96，则模型通过检验要求。②若存在 |Z| 大于 1.96 的 Z 值，则进一步看 Z_1、Z_2、Z_3、Z_4 对应的 4 个总体 P 值，总体 P 值均大于 0.05 时，模型通过检验要求；4 个总体 P 值存在小于 0.05 时，模型不通过检验要求，此时，更改模型的自由度，重新建模，直到得到符合检验的模型。

（2）残差核密度估计图和残差 Q–Q 图

残差核密度估计图是残差的概率密度函数图，其近似于正态分布时拟合效果较好。残差 Q–Q 图是用一种简单直观的标准化残差图来判断所构建模型的拟合优度，该方法以残差为 X 轴、以拟合值为 Y 轴绘制散点图，即称其为残差图。如果拟合效果比较好，残差图对于经过转换后标准化的残差，其近似于标准正态分布图，检验时，服从标准正态分布的样本数据点落在一条截距为 0、斜率为 1 直线上时，拟合效果较优[150]。

（3）蠕虫图

用范·布伦（Van Buuren）和弗雷德里克斯（Fredriks）[151] 研制的蠕虫图诊断拟合优度时，虫行图的三次多项式的三次项、二次项、一次项、常数项系数分别超过阈值 0.03、0.05、0.10 和 0.10 时，模型不符合要求，需要调整自由度重新拟合。蠕虫图是一种去中心化的 Q–Q 图，其名称来源于所绘制点的蠕虫样外观，R 函数 wp( )（基于范·布伦和弗雷德里克斯中给出的原始 S–PLUS 函数）为 GAMLSS 拟合对象提供单个或多个蠕虫图。这是一个诊断工具，用于检查一个或两个解释变量的不同范围（默认情况下不重叠）的残差。

（4）残差定量诊断

里格比和斯塔西诺普洛斯还提供了拟合效果的定量诊断方法，即计算随机分位数残差的均值（参考标准为 0）、方差（参考标准为 1）、偏度（矩基）系数（参考标准为 0）、峰度（矩基）系数（参考标准为 3）。残差近似正态分布 N（0，1）时上述参数接近标准值，是一个适当的模型，此时 *Filliben* 相关系数（或正态概率图相关系数）接近 1。

此外，我们还可以通过百分位数标准曲线下样本例数与理论例数的比较来诊断拟合效果。在实际操作中可以根据上述一种或多种方法进行拟合优度检验和调整模型自由度，以获得最优拟合模型。

3.4　GAMLSS 模型应用步骤

（1）数据预处理

步骤一：对建模样本数据进行预处理。为消除样本中过高或过低数据对曲线拟合的干扰，在建模前对所采集的数据极端值进行预处理。一是剔除明显不在总体分布的散在点，删除异常值；二是以原始数据的身高别体重的中位线拟合曲线方程为标准[152]，将低于 $\bar{X}-4S$、高于 $\bar{X}+4S$ 的数据删除。

步骤二：样本数据基本特征分析。分析建模对象的样本量、均值、标准差、偏度和峰度等情况。

步骤三：使用 GAMLSS 模型构建体质指标百分位数参考值和标准曲线。运用 lms( ) 函数求出解释变量的幂转换系数。在 R 语言 GAMLSS 软件包环境下，分两组进行。首先，固定一个惩罚系数 k 值，通过 lms( ) 函数进行迭代计算，然后通过自动迭代运算得到指标解释变量的幂转换系数 ξ 的估计值，从而得到一个包含 $g(\mu)=s_1(x\xi)$ 和常数 σ 的初步正态分布模型。

（2）运用迭代法选择最优分布模型

根据 GAIC（κ）最小化值原理，选择一个拟合分布模型 D（例如 BCCGo、BCPEo 和 BCTo）和模型拟合曲线的 4 个超级参数的初始自由度（d$f\mu$，d$f\sigma$，dfv，d$f\tau$），拟合曲线运用三次样条函数 cs( ) 进行平滑[153]。

（3）模型的拟合优度诊断与自由度的选择

运用三次样条函数 cs( ) 平滑 μ、σ、v、τ 参数曲线，基于（2）的初始自由度，通过拟合优度诊断方法，比较不同的参数自由度的拟合残差，选择最优拟合效果的参数自由度。

（4）建立参数的拟合曲线方程

基于上述最优分布模型和自由度，建立模型的参数方程，最终构建体质指标的百分位数参考值、Z 分参考值，并绘制基于月龄的百分位数标准曲线。

本研究构建的模型算法用 R 软件实现[154]，根据上述 GAMLSS 模型的建模步骤，构建 R 语言代码。

④ 研究结果

4.1 身高标准体重百分位数标准曲线的建立

4.1.1 男学前儿童身高标准体重百分位数标准曲线的建立

4.1.1.1 身高别体重的样本特征分析

通过统计男学前儿童身高别体重的样本量、均值、标准差、偏度和峰度可知（见表 2-1）：3 岁、4 岁、5 岁和 6 岁各身高组偏度系数区间为 0.7 ～ 2.4、0.7 ～ 2.6、0.7 ～ 3.0 和 0.5 ～ 9.0，而正态分布偏度系数的标准是 0，这说明男学前儿童身高对应体重存在不同程度的偏度，且均为右偏；各身高组峰度系数区间为 1.1 ～ 10.3、0.2 ～ 7.7、0.6 ～ 12.6 和 0.0 ～ 12.8，而正态分布峰度系数标准是 0，所以各年龄组存在尖峰，有的组别尖峰比较大，如 3 岁 104.0cm ≤ x <105.9cm、6 岁 110.0cm ≤ x <111.9cm 等身高组，其峰度系数甚至超过 10.0。鉴于此，求百分位数和 Z 分值时需要运用有关模型将数据转换成近似正态分布，否则将存在较大偏差。

表 2-1　男学前儿童各身高组对应体重均值、标准差、偏度和峰度统计

3 岁						4 岁						5 岁						6 岁					
身高（cm）	n	均值	标准差	偏度	峰度	身高（cm）	n	均值	标准差	偏度	峰度	身高（cm）	n	均值	标准差	偏度	峰度	身高（cm）	n	均值	标准差	偏度	峰度
<88	—	—	—	—	—	<94	—	—	—	—	—	<98	—	—	—	—	—	<104	—	—	—	—	—
88	113	13.7	2.7	2.4	6.5	94	110	14.1	1.2	1.4	4.3	98	105	15.3	1.6	1.7	3.3	104	—	—	—	—	—
90	269	13.5	1.6	2.3	7.5	96	261	14.7	1.4	1.8	6.6	100	165	16.1	2.3	3.0	7.6	106	159	17.2	1.7	1.8	7.2
92	501	13.8	1.5	1.9	7.1	98	522	15.1	1.4	1.2	3.8	102	278	16.2	1.5	2.2	12.6	108	521	17.8	1.8	1.5	6.4
94	945	14.3	1.3	1.3	5.9	100	1,055	15.9	1.6	2.6	7.7	104	571	16.7	1.4	0.7	2.3	110	667	18.7	1.9	9.0	12.8
96	1,382	14.9	1.3	1.2	4.1	102	1,462	16.3	1.4	1.5	6.8	106	909	17.3	1.6	1.8	7.7	112	1,097	19.3	1.9	1.4	4.7
98	1,783	15.4	1.3	0.7	2.4	104	1,737	17.1	1.5	1.4	7.6	108	1,353	18.1	1.6	1.4	6.4	114	1,393	20.2	2.1	2.6	8.1
100	1,962	16.1	1.4	0.9	3.1	106	1,869	17.7	1.6	1.3	5.6	110	1,649	18.8	1.8	1.5	6.6	116	1,653	21.1	2.3	1.5	6.4
102	1,819	16.7	1.6	1.2	5.9	108	1,769	18.6	1.8	1.1	3.8	112	1,863	19.7	2.0	1.3	5.3	118	1,712	22.1	2.6	1.5	3.9
104	1,521	17.4	1.7	1.6	10.3	110	1,440	19.4	2.0	1.4	5.5	114	1,651	20.6	2.2	1.7	6.5	120	1,655	23.3	2.9	1.3	2.4
106	995	18.1	2.0	1.9	9.0	112	1,005	20.3	2.4	1.5	3.5	116	1,544	21.7	2.6	1.3	3.4	122	1,332	24.5	3.2	1.1	1.6
108	605	19.0	2.2	1.3	3.8	114	641	21.3	2.9	1.2	3.5	118	1,168	22.7	2.8	1.2	2.4	124	965	25.7	3.8	1.2	2.3
110	331	19.6	2.5	1.0	3.2	116	336	22.3	2.9	0.8	1.4	120	759	24.0	3.2	0.9	0.9	126	575	27.0	4.1	1.2	2.4

续表

3岁						4岁						5岁						6岁					
身高（cm）	n	均值	标准差	偏度	峰度	身高（cm）	n	均值	标准差	偏度	峰度	身高（cm）	n	均值	标准差	偏度	峰度	身高（cm）	n	均值	标准差	偏度	峰度
112	169	20.6	2.9	1.4	3.7	118	175	23.0	3.1	0.8	2.1	122	412	25.1	3.4	0.9	2.4	128	379	28.5	4.5	1.0	0.9
114	115	20.9	2.8	1.7	5.6	120	134	23.9	4.0	1.1	3.6	124	224	26.7	4.0	0.7	0.7	130	165	30.4	5.1	0.6	0.0
116	—	—	—	—	—	122	—	—	—	—	—	126	111	28.8	5.6	0.7	0.6	132	126	31.9	6.2	0.5	0.4
>116	—	—	—	—	—	>122	—	—	—	—	—	>126	—	—	—	—	—	>132	—	—	—	—	—

注：①身高组 88 表示 88.0cm ≤ x < 89.9cm，其余组距类似；②样本量低于 100 的组别不纳入建模数据；③峰度和偏度正态性检验表明各身高组均具有统计学意义（$P<0.05$）；④表中男学前儿童身高标准体重的偏度和峰度检验结果均为正态分布具有统计学意义（$P<0.01$）；⑤本文大部分指标数据为非正态性，考虑到篇幅原因，在样本特征表格中只标注数据为正态性的峰度与偏度显著性检验结果情况，非正态性的偏度和峰度检验标注省略。本书接下来的其他体质指标也按此方法表述。

为了模型能更真实地反映数据的实际特征，样本量低于 100cm 的身高组不纳入建模基础数据，最终男学前儿童身高标准体重参与建模的样本数为 50,189 例。

4.1.1.2　身高别体重的幂转换系数 ζ 和模型的选择

在 R 语言 GAMLSS 软件包环境下，通过 lms( ) 函数进行迭代计算，其中男学前儿童各年龄组惩罚项 k 均采用 $k=\sqrt{\log(n)} \approx 3.07$，最终通过迭代运算得出 3 岁、4 岁、5 岁和 6 岁男学前儿童身高幂转换系数 ζ 均为 1.4999。通过比较 AIC、SBC 的最小值，3 岁、4 岁、5 岁和 6 岁男学前儿童的最优分布模型分别是 BCPEo、BCCGo、BCPEo 和 BCTo。

4.1.1.3　身高别体重模型的拟合优度诊断

根据 AIC 准则和 SBC 准则选出分布最优的一致性模型，但模型具体表现如何未知，所以需要对所选模型拟合效果进行诊断评价。因为身高的建模数据特征，身高标准体重模型诊断选用 Q- 统计图进行评价，在评价过程中动态调整模型自由度，以获得最佳百分位数曲线拟合结果。

笔者以 3 岁[①] 男学前儿童的身高别体重模型的拟合优度诊断为例进行阐述，观察图 2-1 和表 2-2，可以看到圆圈内有正方形的身高区间 94.85～97.05 对应 $Z_3 = -2.10 < -1.96$，其对应 $P<0.05$，这说明这个身高段对应的偏度是失配。但 4 个参数总体 P 值的最低值为 0.28（$P>0.05$），所以模型拟合符合要求。

---

① 4 岁、5 岁和 6 岁男学前儿童模型检验方法和 3 岁男学前儿童相同，且都符合建模要求，考虑篇幅原因，因此不再列举。

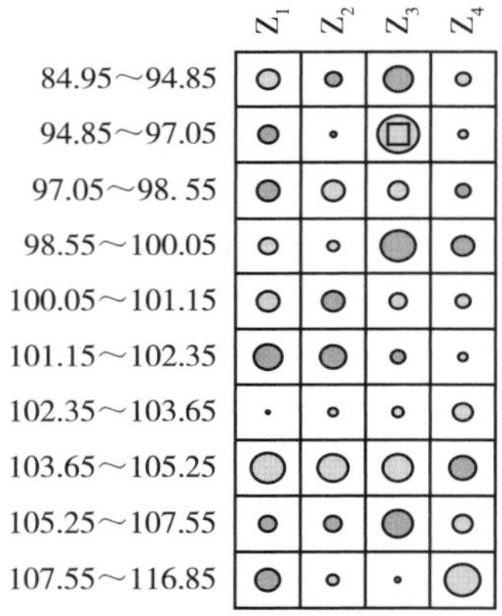

表 2-2　3 岁男学前儿童拟合模型参数 Q- 统计检验表

身高分组	n	Z_1	Z_2	Z_3	Z_4
84.95 ～ 94.85	1,290	−0.56	0.34	0.87	−0.25
94.85 ～ 97.05	1,358	0.46	0.04	**−2.10**	−0.09
97.05 ～ 98.55	1,204	0.74	−0.72	−0.38	0.28
98.55 ～ 100.05	1,351	−0.43	−0.15	1.35	0.76
100.05 ～ 101.15	1,089	−0.78	0.83	−0.41	−0.30
101.15 ～ 102.35	1,251	1.01	0.88	0.27	−0.11
102.35 ～ 103.65	1,268	−0.01	−0.15	−0.19	−0.56
103.65 ～ 105.25	1,252	−1.42	−1.20	−1.08	0.85
105.25 ～ 107.55	1,241	0.36	0.39	1.06	−0.63
107.55 ～ 116.85	1,206	0.75	−0.18	−0.13	−1.35
Q- 统计的合计值	12,510	5.59	3.76	9.19	4.09
Q- 统计的自由度		4.43	6.26	8.00	5.87
Q 统计的 P 值		0.28	0.74	0.33	0.65

图 2-1　3 岁男学前儿童 Q- 统计检验图

4.1.1.4　身高别体重拟合分布模型的参数曲线方程

根据上述身高标准体重的 GAMLSS 分布模型和参数曲线自由度的结果，各参数拟合曲线的系数如表 2-3 所示，4 个参数 μ、σ、ν、τ 的拟合方程如下。

（1）3 岁分布模型 BCPEo，4 个参数 μ、σ、ν、τ 自由度分别为 3.57、4.49、0、2.13，总有效自由度为 18.19，μ、σ、ν、τ 的参数方程分别为：

$$\log（\mu）=1.4567+0.0013*cs（Height^{\wedge}1.4999，3.57）$$

$$\log（\sigma）=−3.1841+0.0006*cs（Height^{\wedge}1.4999，4.49）$$

$$\nu=−2.4629+0.0012*cs（Height^{\wedge}1.4999，0）$$

$$\log（\tau）=−2.4403+0.0053*cs（Height^{\wedge}1.4999，2.13）$$

表 2-3　基于 GAMLSS 模型的身高标准体重预测模型系数

年龄	参数	参数拟合	估值	标准误	t 值	t 检验的 P 值
3 岁	$\log（\mu）$	（Intercept）	1.4567	0.0089	165.2359	0.0000
		cs（Height^m3\$power，df = 3.565）	0.0013	0.0000	150.0937	0.0000
	$\log（\sigma）$	（Intercept）	−3.1841	0.0878	−38.7532	0.0000
		cs（Height^m3\$power，df = 4.489）	0.0006	0.0001	4.9972	0.0000
	ν	（Intercept）	−2.4629	0.9965	−2.0873	0.0369
		cs（Height^m3\$power，df = 0）	0.0012	0.0010	0.7810	0.4348

年龄	参数	参数拟合	估值	标准误	t 值	t 检验的 P 值
3 岁	$\log(\tau)$	（Intercept）	−2.4403	1.2900	−0.5688	0.5695
		cs（Height^m3$power, df = 2.13）	0.0053	0.0013	3.3685	0.0008
4 岁	$\log(\mu)$	（Intercept）	1.40586	0.0001	302.7100	0.0000
		cs（Height^m4$power, df = 3.94）	0.00132	0.000	442.0500	0.0000
	$\log(\sigma)$	（Intercept）	−3.79072	0.0315	−124.8000	0.0000
		cs（Height^m4$power, df = 3.67）	0.00114	0.0013	86.5700	0.0000
	v	（Intercept）	0.18493	0.1725	1.0900	0.2800
		cs（Height^m5$power, df = 3.2）	−0.00147	0.0067	−17.0100	0.0000
5 岁	$\log(\mu)$	（Intercept）	1.3085	0.0113	115.4776	0.0000
		cs（Height^m5$power, df = 5.42）	0.0014	0.0000	145.2276	0.0000
	$\log(\sigma)$	（Intercept）	−4.3480	0.0747	−58.1994	0.0000
		cs（Height^m5$power, df = 2.03）	0.0016	0.0001	26.0710	0.0000
	v	（Intercept）	−2.3937	1.3166	−1.8182	0.0691
		cs（Height^m5$power, df = 4.90）	0.0005	0.0011	0.4273	0.6692
	$\log(\tau)$	（Intercept）	−0.9883	0.2347	−4.2106	0.0000
		cs（Height^m5$power, df = 4.88）	0.0013	0.0002	6.5787	0.0000
6 岁	$\log(\mu)$	（Intercept）	1.2719	0.0114	111.9150	0.0000
		cs（Height^m6$power, df = 3.42）	0.0014	0.0000	155.6071	0.0000
	$\log(\sigma)$	（Intercept）	−5.2148	0.1047	−49.8298	0.0000
		cs（Height^m6$power, df = 4.89）	0.0022	0.0001	27.7434	0.0000
	v	（Intercept）	−6.7625	0.9880	−6.8446	0.0000
		cs（Height^m6$power, df = 2.93）	0.0036	0.0007	4.8350	0.0000
	$\log(\tau)$	（Intercept）	−5.7413	1.0308	−5.5696	0.0000
		cs（Height^m6$power, df = 2.02）	0.0065	0.0008	7.7257	0.0000

注：cs 表示 3 次样条函数；μ 为位置、σ 为范围、v 为偏度、τ 为峰度。

（2）4 岁分布模型 BCCGo，没有参数 τ，3 个参数 μ、σ、v 自由度分别为 1.94、3.67、3.20，总有效自由度为 14.81，μ、σ、v 的参数方程分别为：

$\log(\mu)=1.40586+0.00132*cs（Height^1.4999, 3.49）$

$\log(\sigma)=−3.79072+0.00114*cs（Height^1.4999, 3.67）$

$v=0.18493−0.00147*cs（Height^1.4999, 3.20）$

（3）5 岁分布模型 BCPEo，4 个参数 μ、σ、v、τ 自由度分别为 5.42、2.03、4.90、

4.88，总有效自由度为25.23，μ、σ、ν、τ的参数方程分别为：

$$\log（\mu）=1.3085+0.0014*cs（Height^{1.4999}, 5.42）$$
$$\log（\sigma）=-4.348+0.0016*cs（Height^{1.4999}, 2.03）$$
$$\nu=-2.3937+0.0005*cs（Height^{1.4999}, 4.90）$$
$$\log（\tau）=-0.9883+0.0013*cs（Height^{1.4999}, 4.88）$$

（4）6岁分布模型BCTo，4个参数μ、σ、ν、τ自由度分别为3.42、4.89、2.93、2.02，总有效自由度为21.26，μ、σ、ν、τ的参数方程分别为：

$$\log（\mu）=1.2719+0.0114*cs（Height^{1.4999}, 3.42）$$
$$\log（\sigma）=-5.2148+0.1047*cs（Height^{1.4999}, 4.89）$$
$$\nu=-6.7625+0.9880*cs（Height^{1.4999}, 2.93）$$
$$\log（\tau）=-5.7413+0.0008*cs（Height^{1.4999}, 2.02）$$

4.1.1.5　身高别体重拟合百分位数和标准差单位参考值

结果显示（见表2-4、图2-2）[①]：标准体重随身高增加而增加，且随着年龄的增加，相同身高的体重总体呈现减少趋势，如身高组为106～108cm的3岁、4岁、5岁和6岁男学前儿童的体重中位数分别为16.6kg、16.4kg、16kg和15.3kg。为制定本研究标准，在上小节及参数方程的基础上，计算各年龄组9个身高标准体重百分位值（C3、C5、C10、C35、C50、C65、C90、C95、C97）和 ±S、0S 和 ±2S 的参考值。

表2-4　我国3～6岁男学前儿童身高标准体重百分位数和标准差单位的参考值

单位：kg

年龄	身高（cm）	C3	C5	C10	C35	C50	C65	C90	C95	C97	-2S	-1S	0S	+1S	+2S
3岁	78～	9.2	9.4	9.6	10.3	10.6	11.0	12.0	12.4	12.8	9.1	9.8	10.6	11.6	13.0
	80～	9.5	9.7	10.0	10.7	11.0	11.3	12.5	12.9	13.3	9.4	10.2	11.0	12.0	13.5
	82～	9.8	10.0	10.3	11.0	11.4	11.8	12.9	13.4	13.8	9.8	10.5	11.4	12.5	14.0
	84～	10.2	10.4	10.7	11.4	11.8	12.2	13.4	13.9	14.3	10.1	10.9	11.8	12.9	14.5
	86～	10.5	10.7	11.0	11.9	12.2	12.6	13.9	14.4	14.8	10.4	11.3	12.2	13.4	15.1
	88～	10.9	11.1	11.5	12.3	12.7	13.1	14.5	15.0	15.4	10.8	11.7	12.7	13.9	15.7
	90～	11.3	11.5	11.9	12.8	13.2	13.6	15.0	15.5	16.0	11.2	12.2	13.2	14.4	16.2
	92～	11.8	12.0	12.4	13.3	13.7	14.1	15.5	16.0	16.4	11.7	12.7	13.7	14.9	16.7
	94～	12.3	12.6	12.9	13.8	14.2	14.6	16.0	16.4	16.9	12.2	13.2	14.2	15.4	17.1

① 由于篇幅的原因，表2-4只列出男学前儿童身高区间为2cm的体重百分位数值和Z分值，在具体使用时，可以得到任意身高区间的标准体重，比如区间为0.1cm、0.5cm、1cm或5cm；后面女学前儿童标准同此规定。

续表

年龄	身高（cm）	C3	C5	C10	C35	C50	C65	C90	C95	C97	-2S	-1S	0S	+1S	+2S
3 岁	96 ～	12.9	13.1	13.5	14.4	14.8	15.2	16.5	17.0	17.4	12.7	13.7	14.8	16.0	17.7
	98 ～	13.4	13.6	14.0	14.9	15.4	15.8	17.2	17.7	18.1	13.2	14.3	15.4	16.6	18.4
	100 ～	13.9	14.1	14.5	15.5	16.0	16.4	17.9	18.5	18.9	13.7	14.8	16.0	17.3	19.2
	102 ～	14.4	14.6	15.1	16.1	16.6	17.1	18.7	19.2	19.7	14.2	15.4	16.6	18.0	20.0
	104 ～	14.9	15.2	15.6	16.8	17.3	17.8	19.5	20.1	20.6	14.8	16.0	17.3	18.8	20.9
	106 ～	15.5	15.7	16.2	17.4	18.0	18.6	20.4	21.0	21.6	15.3	16.6	18.0	19.7	21.9
	108 ～	16.0	16.3	16.8	18.1	18.7	19.4	21.4	22.0	22.6	15.9	17.2	18.7	20.6	23.0
	110 ～	16.6	16.9	17.4	18.8	19.5	20.2	22.3	23.0	23.7	16.5	17.8	19.5	21.5	24.0
	112 ～	17.3	17.6	18.1	19.6	20.3	21.1	23.3	24.0	24.6	17.2	18.5	20.3	22.4	25.0
	114 ～	18.1	18.4	18.9	20.4	21.1	22.0	24.2	25.0	25.6	18.0	19.3	21.1	23.4	25.9
	116 ～	18.9	19.2	19.7	21.2	22.0	22.9	25.2	26.0	26.6	18.8	20.1	22.0	24.4	26.9
4 岁	88 ～	10.8	11.0	11.4	12.1	12.4	12.7	13.5	13.7	13.9	10.7	11.6	12.4	13.2	14.0
	90 ～	11.3	11.5	11.8	12.6	12.9	13.2	14.1	14.3	14.5	11.2	12.0	12.9	13.8	14.6
	92 ～	11.7	11.9	12.3	13.0	13.4	13.7	14.6	14.9	15.2	11.6	12.5	13.4	14.3	15.3
	94 ～	12.2	12.4	12.7	13.5	13.9	14.3	15.3	15.6	15.8	12.1	13.0	13.9	14.9	16.0
	96 ～	12.7	12.9	13.2	14.1	14.5	14.9	15.9	16.3	16.6	12.6	13.5	14.5	15.5	16.7
	98 ～	13.3	13.5	13.8	14.6	15.0	15.4	16.6	17.0	17.3	13.2	14.0	15.0	16.2	17.5
	100 ～	13.8	14.0	14.3	15.2	15.6	16.1	17.3	17.8	18.1	13.7	14.6	15.6	16.9	18.3
	102 ～	14.4	14.6	14.9	15.8	16.3	16.7	18.1	18.5	18.9	14.3	15.2	16.3	17.6	19.2
	104 ～	15.0	15.2	15.5	16.5	16.9	17.4	18.9	19.4	19.8	14.9	15.8	16.9	18.3	20.1
	106 ～	15.5	15.8	16.1	17.1	17.6	18.2	19.8	20.3	20.8	15.4	16.4	17.6	19.1	21.1
	108 ～	16.1	16.4	16.8	17.8	18.4	19.0	20.7	21.4	21.9	16.0	17.1	18.4	20.0	22.2
	110 ～	16.7	17.0	17.4	18.6	19.2	19.8	21.8	22.5	23.1	16.6	17.7	19.2	21.0	23.4
	112 ～	17.3	17.5	18.0	19.3	20.0	20.7	22.9	23.7	24.4	17.1	18.4	20.0	22.0	24.8
	114 ～	17.8	18.1	18.6	20.1	20.9	21.7	24.1	25.0	25.7	17.6	19.1	20.9	23.1	26.2
	116 ～	18.3	18.7	19.3	21.0	21.8	22.7	25.3	26.2	27.0	18.1	19.8	21.8	24.3	27.4
	118 ～	18.8	19.3	20.0	21.9	22.8	23.7	26.4	27.3	28.1	18.6	20.5	22.8	25.4	28.5
	120 ～	19.4	19.9	20.7	22.8	23.8	24.8	27.6	28.5	29.2	19.1	21.3	23.8	26.5	29.6
	122 ～	19.8	20.4	21.4	23.8	24.8	25.9	28.8	29.7	30.4	19.5	22.1	24.8	27.7	30.8
	124 ～	20.2	20.9	22.0	24.8	26.0	27.1	30.1	31.0	31.7	19.8	22.9	26.0	29.0	32.1
	126 ～	20.5	21.3	22.7	25.9	27.2	28.4	31.4	32.3	33.0	20.2	23.7	27.2	30.4	33.4
5 岁	94 ～	12.3	12.5	12.8	13.6	13.9	14.3	15.1	15.3	15.5	12.3	13.0	13.9	14.8	15.6
	96 ～	12.7	12.9	13.2	14.0	14.4	14.8	15.7	15.9	16.1	12.6	13.5	14.4	15.3	16.2

年龄	身高（cm）	C3	C5	C10	C35	C50	C65	C90	C95	C97	-2S	-1S	0S	+1S	+2S
5岁	98 ～	13.1	13.3	13.6	14.5	14.9	15.3	16.3	16.6	16.8	13.0	13.9	14.9	15.9	17.0
	100 ～	13.6	13.8	14.1	15.0	15.4	15.8	16.9	17.3	17.6	13.4	14.4	15.4	16.5	17.8
	102 ～	14.0	14.2	14.6	15.5	16.0	16.4	17.6	18.1	18.5	13.9	14.9	16.0	17.2	18.7
	104 ～	14.5	14.7	15.2	16.1	16.6	17.0	18.4	19.0	19.4	14.4	15.4	16.6	17.9	19.7
	106 ～	15.0	15.3	15.7	16.7	17.2	17.7	19.2	19.8	20.4	14.9	16.0	17.2	18.6	20.7
	108 ～	15.6	15.9	16.3	17.4	17.9	18.4	20.1	20.8	21.4	15.5	16.7	17.9	19.4	21.7
	110 ～	16.3	16.6	17.0	18.2	18.7	19.2	21.1	21.8	22.5	16.1	17.4	18.7	20.3	22.9
	112 ～	16.9	17.2	17.7	18.9	19.5	20.1	22.3	23.0	23.8	16.8	18.1	19.5	21.3	24.3
	114 ～	17.6	17.9	18.4	19.8	20.4	21.1	23.5	24.5	25.4	17.4	18.8	20.4	22.5	25.9
	116 ～	18.2	18.5	19.1	20.6	21.3	22.1	24.9	26.0	27.1	18.0	19.5	21.3	23.7	27.7
	118 ～	18.9	19.3	19.9	21.5	22.4	23.3	26.4	27.6	28.7	18.7	20.3	22.4	25.2	29.4
	120 ～	19.7	20.1	20.7	22.5	23.6	24.7	28.0	29.2	30.3	19.5	21.2	23.6	26.7	30.9
	122 ～	20.6	21.0	21.6	23.7	24.8	26.2	29.6	30.7	31.6	20.4	22.2	24.8	28.3	32.1
	124 ～	21.6	22.0	22.6	24.9	26.2	27.8	31.3	32.2	32.9	21.4	23.2	26.2	30.0	33.3
	126 ～	22.7	23.1	23.6	26.2	27.7	29.6	33.1	33.6	34.2	22.5	24.4	27.7	31.6	34.5
	128 ～	23.9	24.3	24.6	27.7	29.3	31.4	35.0	35.1	35.7	23.7	25.7	29.3	33.3	35.9
	130 ～	25.1	25.5	25.5	29.2	31.0	33.4	37.1	36.8	37.3	24.9	27.0	31.0	35.2	37.5
6岁	102 ～	13.3	13.6	14.0	14.9	15.2	15.6	16.8	17.3	17.9	13.2	14.2	15.2	16.4	17.9
	104 ～	13.8	14.0	14.4	15.3	15.6	16.1	17.5	18.0	18.8	13.6	14.7	15.6	17.0	18.9
	106 ～	14.2	14.5	14.8	15.7	16.1	16.6	18.2	18.8	19.8	14.1	15.3	16.1	17.8	19.9
	108 ～	14.7	15.0	15.3	16.2	16.7	17.2	19.0	19.8	20.7	14.6	15.8	16.7	18.5	21.0
	110 ～	15.3	15.5	15.9	16.8	17.3	17.9	19.9	20.8	21.7	15.1	16.4	17.3	19.3	22.1
	112 ～	15.9	16.1	16.5	17.5	18.0	18.7	20.9	21.9	22.5	15.8	17.1	18.0	20.0	23.4
	114 ～	16.6	16.7	17.1	18.3	18.8	19.5	22.0	23.0	23.4	16.4	17.8	18.8	20.9	24.7
	116 ～	17.3	17.4	17.8	19.1	19.7	20.5	23.2	24.3	24.6	17.1	18.5	19.7	21.8	26.1
	118 ～	17.9	18.1	18.6	20.0	20.7	21.5	24.5	25.7	26.2	17.8	19.2	20.7	22.9	27.6
	120 ～	18.6	18.8	19.4	20.9	21.7	22.7	25.9	27.1	28.0	18.5	20.0	21.7	24.2	29.2
	122 ～	19.4	19.6	20.2	22.0	22.9	23.9	27.3	28.7	29.9	19.2	20.8	22.9	25.7	30.8
	124 ～	20.0	20.4	21.1	23.1	24.1	25.2	28.9	30.3	32.0	19.8	21.7	24.1	27.3	32.5
	126 ～	20.6	21.3	22.1	24.3	25.4	26.6	30.5	32.0	34.2	20.4	22.5	25.4	29.0	34.3
	128 ～	21.3	22.2	23.1	25.5	26.7	28.1	32.3	33.8	36.1	21.1	23.5	26.7	30.7	36.1
	130 ～	22.2	23.1	24.1	26.9	28.2	29.7	34.1	35.7	37.9	21.9	24.6	28.2	32.4	38.1
	132 ～	23.1	24.1	25.2	28.3	29.7	31.3	36.0	37.7	39.7	22.8	25.8	29.7	34.2	40.1

续表

年龄	身高（cm）	C3	C5	C10	C35	C50	C65	C90	C95	C97	-2S	-1S	0S	+1S	+2S
6 岁	134～	24.2	25.1	26.4	29.8	31.4	33.1	38.0	39.8	41.5	23.8	27.1	31.4	36.1	42.2
	136～	25.2	26.1	27.6	31.3	33.1	34.9	40.1	41.9	43.4	24.8	28.5	33.1	38.0	44.4
	138～	26.3	27.2	28.8	33.0	34.9	36.9	42.3	44.2	45.5	25.8	30.0	34.9	40.1	46.6
	140～	27.4	28.4	30.1	34.7	36.7	38.9	44.6	46.5	47.8	26.8	31.5	36.7	42.3	48.9
	142～	28.4	29.5	31.5	36.5	38.7	41.0	47.0	48.9	50.2	27.8	33.1	38.7	44.7	51.3

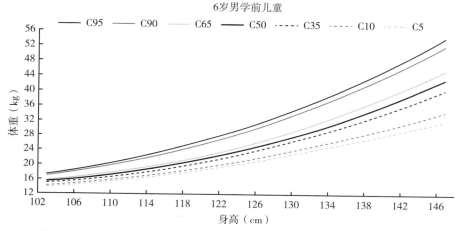

图 2-2 我国 6 岁男学前儿童身高别体重百分位数标准曲线（其余年龄略）

4.1.2 女学前儿童身高标准体重百分位数标准曲线的建立

4.1.2.1 身高别体重样本特征分析

通过对女学前儿童身高标准体重样本数据分析（见表 2-5），可知女学前儿童身高别体重的样本量、均值、标准差、偏度和峰度。3 岁、4 岁、5 岁、6 岁各身高组偏度系数区间为 0.5～2.2、0.4～3.6、0.8～6.2 和 0.6～2.8。而标准正态分布的偏度系数参考标准为 0，这说明女学前儿童身高组体重存在不同程度的偏度，且均为右偏。另外，各身高组峰度系数区间为 1.0～9.8、0.4～9.7、1.2～9.9 和 -0.4～11.8，标准正态分布峰度系数标准为 0，所以各年龄组存在尖峰，有的组别尖峰比较大，如 6 岁 108.0cm ≤ x < 109.9cm 身高组，其峰度系数甚至超过 11.8。所以求百分位数和 Z 分值时需要运用有关模型将数据转换成近似正态分布，否则将存在较大偏差。为了模型能更真实地反映数据的实际特征，样本量低于 100 的身高组不纳入建模基础数据，最终女学前儿童身高标准体重参与建模的样本数为 50 214 例。

表 2-5　女学前儿童各身高组别体重样本均值、标准差、偏度和峰度统计分析

3岁						4岁						5岁						6岁					
身高（cm）	n	均值	标准差	偏度	峰度	身高（cm）	n	均值	标准差	偏度	峰度	身高（cm）	n	均值	标准差	偏度	峰度	身高（cm）	n	均值	标准差	偏度	峰度
<88	—	—	—	—	—	<94	—	—	—	—	—	<100	—	—	—	—	—	<104	—	—	—	—	—
88	193	12.8	1.7	1.9	4.7	94	196	14.0	1.6	3.6	9.7	100	122	15.3	2.1	2.0	6.3	104	128	16.5	1.7	1.4	4.0
90	424	13.3	1.4	2.0	9.8	96	390	14.4	1.4	1.3	3.4	102	253	16.0	2.1	2.4	8.9	106	236	16.8	1.5	1.1	3.9
92	752	13.5	1.2	1.0	3.1	98	819	14.9	1.4	1.5	5.2	104	486	16.2	2.2	6.2	9.6	108	796	17.6	2.2	2.8	11.8
94	1,271	14.0	1.3	2.2	9.0	100	1,356	15.6	1.4	1.2	5.2	106	803	16.4	1.5	2.1	9.8	110	923	18.3	1.8	1.3	4.4
96	1,704	14.6	1.3	1.5	3.2	102	1,749	16.2	1.5	2.4	9.4	108	1,143	17.1	1.6	1.5	7.3	112	1,273	19.1	2.0	2.0	9.2
98	1,930	15.2	1.3	0.9	4.3	104	1,959	16.8	1.5	1.6	9.6	110	1,637	17.8	1.6	1.3	5.2	114	1,641	19.8	2.0	1.3	4.2
100	1,906	15.9	1.4	0.9	2.8	106	1,958	17.5	1.7	2.4	9.1	112	1,804	18.6	1.9	3.0	9.9	116	1,735	20.7	2.2	1.2	3.0
102	1,667	16.5	1.5	0.9	3.4	108	1,663	18.2	1.8	1.1	3.6	114	1,875	19.4	1.9	1.3	3.8	118	1,698	21.6	2.6	1.4	5.2
104	1,186	17.2	1.8	1.9	9.2	110	1,196	19.1	2.0	1.8	3.9	116	1,673	20.2	2.2	1.6	6.3	120	1,303	22.6	2.7	1.1	2.4
106	683	17.8	1.9	1.1	3.1	112	757	19.8	2.2	1.0	3.1	118	1,279	21.2	2.5	1.0	2.0	122	1,031	23.6	2.9	0.8	2.1
108	419	18.4	2.1	0.7	2.3	114	423	21.0	3.0	2.9	9.1	120	849	22.0	2.7	1.0	2.0	124	673	24.5	3.3	1.2	2.3
110	213	19.0	2.2	0.5	1.5	116	213	21.6	2.9	1.1	1.8	122	528	23.3	3.2	1.2	2.2	126	397	25.3	3.6	1.1	2.2
112	131	19.3	2.3	0.6	1.0	118	103	22.2	2.9	0.4	0.4	124	260	24.3	3.3	1.0	1.6	128	171	27.4	4.4	1.0	2.1
114	—	—	—	—	—	120	—	—	—	—	—	126	128	25.2	3.4	0.8	1.2	130	108	28.9	5	0.6	−0.4
>114	—	—	—	—	—	>120	—	—	—	—	—	>126	—	—	—	—	—	>130	—	—	—	—	—

注：（1）身高组 88 表示 88.0cm ≤ *x* < 89.9cm，其余组距类似；（2）样本量低于 100 的组别不纳入建模数据；
（3）偏度和峰度正态性检验表明各身高组均具有统计学意义（*P*<0.05）。

4.1.2.2　身高别体重幂转换系数 *ξ* 和模型的选择

在 R 语言 GAMLSS 软件包环境下，通过 lms（）函数进行迭代计算，其中女学前儿童各年龄组惩罚项 *k* 均采用 $k = \sqrt{\log(n)} \approx 3.07$，最终通过迭代运算得出 3 岁、4 岁、5 岁、6 岁女学前儿童身高幂转换系数 *ξ* 均为 1.4999。通过比较 AIC、SBC 的最小值，3 岁、4 岁、5 岁、6 岁学前儿童的最优分布模型均为 BCPEo。

4.1.2.3　身高别体重模型的拟合优度诊断

根据数据特点，同男学前儿童一样，女学前儿童身高标准体重模型诊断选用 Q- 统计图、残差正态 Q-Q 图进行评价，在评价过程中动态调整模型自由度，获得最佳拟合效果的百分位数曲线。

Q- 统计检验从定性和定量两个角度分析。首先，观察图形中的圆圈中是否有正方形，正方形表示该区间不符合正态分布特征，然后从表中定性分析，Z_1、Z_2、Z_3、Z_4 分别是参数 μ，σ，ν，τ 的曲线拟合情况，通过总体 P 值判断模型是否符合要求。

笔者以 3 岁[①] 女学前儿童的身高别体重模型的拟合优度诊断为例进行阐述，由图 2-3 可知，所有圆圈中均没有正方形图案，因此 3 岁女学前儿童拟合情况非常好。由表 2-6 可知，所有 Z 值的绝对值均小于 1.96，总体 P 值均大于 0.36（$P>0.05$），所以总体拟合符合建模要求。

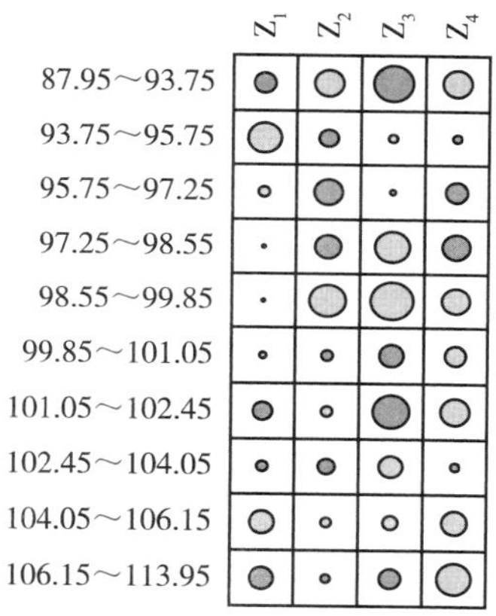

表 2-6　3 岁女学前儿童拟合模型参数 Q- 统计检验表

身高分组	n	Z_1	Z_2	Z_3	Z_4
87.95～93.75	1,283	0.68	−0.96	1.04	−1.04
93.75～95.75	1,219	−1.29	0.32	−0.18	0.16
95.75～97.25	1,249	−0.20	1.01	0.09	0.57
97.25～98.55	1,267	0.00	0.79	−1.09	0.87
98.55～99.85	1,271	−0.01	−1.37	−1.54	−0.85
99.85～101.05	1,315	−0.03	0.06	0.88	−0.44
101.05～102.45	1,174	0.43	−0.33	1.70	−0.85
102.45～104.05	1,339	0.23	0.24	−0.44	0.08
104.05～106.15	1,139	−0.67	−0.03	−0.33	−0.76
106.15～113.95	1,223	0.63	0.21	0.04	−1.33
Q- 统计的合计值	12,479	3.25	4.75	8.64	6.17
Q- 统计的自由度		4.24	6.79	7.00	5.60
Q- 统计的 P 值		0.55	0.67	0.28	0.36

图 2-3　3 岁女学前儿童 Q- 统计检验图

4.1.2.4　身高标准体重拟合分布模型的参数曲线方程

根据上述女学前儿童身高标准体重的 GAMLSS 分布模型和参数曲线自由度的结果，各参数拟合曲线的系数如表 2-7 所示，4 个参数 μ、σ、ν、τ 的拟合方程如下。

（1）3 岁分布模型 BCPEo，4 个参数 μ、σ、ν、τ 自由度分别为 3.76、3.43、1、2.4，总有效自由度为 18.59，μ、σ、ν、τ 的参数方程分别为：

---

① 注：4 岁、5 岁和 6 岁女学前儿童模型检验方法和 3 岁女学前儿童相同，且都符合建模要求，考虑篇幅原因，因此不再列举。

表 2-7　基于 GAMLSS 模型的身高标准体重预测模型系数

年龄	参数	参数拟合	估值	标准误	t 值	t 检验的 P 值
3 岁	log（μ）	（Intercept）	1.4377	0.0092	155.7057	0.0000
		cs（Height^fm3$power，df = 3.76）	0.0013	0.0000	139.8534	0.0000
	log（σ）	（Intercept）	−2.9102	0.0698	−41.6684	0.0000
		cs（Height^fm3$power，df = 3.43）	0.0004	0.0001	5.6431	0.0000
	ν	（Intercept）	−3.7955	0.9583	−3.9608	0.0001
		cs（Height^fm3$power，df = 1）	0.0026	0.0010	2.6935	0.0071
	log（τ）	（Intercept）	−0.1433	0.2145	−0.6684	0.5039
		cs（Height^fm3$power，df = 2.4）	0.0008	0.0002	3.8057	0.0001
4 岁	log（μ）	（Intercept）	1.3908	0.0103	135.4880	0.0000
		cs（Height^fm4$power，df = 2.912）	0.0013	0.0000	139.4028	0.0000
	log（σ）	（Intercept）	−3.3856	0.0806	−41.9924	0.0000
		cs（Height^fm4$power，df = 4.219）	0.0009	0.0001	11.5562	0.0000
	ν	（Intercept）	−4.3511	1.0070	−4.3210	0.0000
		cs（Height^fm4$power，df = 0）	0.0029	0.0009	3.2037	0.0014
	log（τ）	（Intercept）	0.1814	0.2890	0.6276	0.5303
		cs（Height^fm4$power，df = 0）	0.0003	0.0003	1.2325	0.2178
5 岁	log（μ）	（Intercept）	1.4126	0.0160	88.3260	0.0000
		cs（Height^fm5$power，df = 6.76）	0.0013	0.0000	94.3344	0.0000
	log（σ）	（Intercept）	−3.5155	0.0775	−45.3867	0.0000
		cs（Height^fm5$power，df = 5.37）	0.0009	0.0001	14.2773	0.0000
	ν	（Intercept）	−4.3337	0.9658	−4.4873	0.0000
		cs（Height^fm5$power，df = 3.29）	0.0021	0.0008	2.6485	0.0081
	log（τ）	（Intercept）	−0.3362	0.2145	−1.5676	0.1170
		cs（Height^fm5$power，df = 2.52）	0.0008	0.0002	4.1435	0.0000
6 岁	log（μ）	（Intercept）	1.3569	0.0099	136.4370	0.0000
		cs（Height^fm6$power，df = 3.42）	0.0013	0.0000	166.6500	0.0000
	log（σ）	（Intercept）	−3.5506	0.0735	−48.3145	0.0000
		cs（Height^fm6$power，df = 2.21）	0.0010	0.0001	16.6651	0.0000
	ν	（Intercept）	−1.7466	0.8112	−2.1530	0.0313
		cs（Height^fm6$power，df = 2.93）	−0.0001	0.0006	−0.1884	0.8506
	log（τ）	（Intercept）	−1.8760	0.2520	−7.4455	0.0000
		cs（Height^fm6$power，df = 3.02）	0.0020	0.0002	9.9772	0.0000

注：CS 表示 3 次样条函数；参数 μ 表示位置、参数 σ 表示范围、参数 ν 表示偏度、参数 τ 表示峰度。

$$\log(\mu)=1.4377+0.0013*cs（Height^{\wedge}1.4999，3.76）$$
$$\log(\sigma)=-2.9102+0.0004*cs（Height^{\wedge}1.4999，3.43）$$
$$\nu=-3.7955+0.0026*cs（Height^{\wedge}1.4999，1.00）$$
$$\log(\tau)=-0.1422+0.0008*cs（Height^{\wedge}1.4999，2.40）$$

（2）4 岁分布模型 BCPEo，4 个参数 μ、σ、ν、τ 自由度分别为 2.91、4.22、0、0，总有效自由度为 15.13，参数方程分别为：

$$\log(\mu)=1.3908+0.0013*cs（Height^{\wedge}1.4999，2.91）$$
$$\log(\sigma)=-3.3856+0.0009*cs（Height^{\wedge}1.4999，4.22）$$
$$\nu=-0.3511$$
$$\log(\tau)=0.1814$$

（3）5 岁分布模型 BCPEo，4 个参数 μ、σ、ν、τ 自由度分别为 6.76、5.37、3.29、2.52，总有效自由度为 25.94，μ、σ、ν、τ 的参数方程分别为：

$$\log(\mu)=1.4126+0.0013*cs（Height^{\wedge}1.4999，6.76）$$
$$\log(\sigma)=-3.5155+0.0009*cs（Height^{\wedge}1.4999，5.37）$$
$$\nu=-4.3337+0.0021*cs（Height^{\wedge}1.4999，3.29）$$
$$\log(\tau)=-0.3362+0.0008*cs（Height^{\wedge}1.4999，2.52）$$

（4）6 岁分布模型 BCPEo，四个参数 μ、σ、ν、τ 自由度分别为 3.42、2.21、2.93、2.02，总有效自由度为 18.76，μ、σ、ν、τ 的参数方程分别为：

$$\log(\mu)=1.3569+0.0013*cs（Height^{\wedge}1.4999，3.42）$$
$$\log(\sigma)=-3.5506+0.01*cs（Height^{\wedge}1.4999，2.21）$$
$$\nu=-1.7466-0.0001*cs（Height^{\wedge}1.4999，2.93）$$
$$\log(\tau)=-1.876+0.002*cs（Height^{\wedge}1.4999，3.02）$$

4.1.2.5　身高别体重拟合百分位数和标准差单位的参考值

研究结果显示（见表 2-8、图 2-4）：相同身高对应体重随着年龄增加呈现减少趋势，如身高组为 106～108cm 的 3 岁、4 岁、5 岁和 6 岁女学前儿童的体重中位数分别为 17.7kg、17.4kg、16.9kg 和 16.7kg。对比男学前儿童，相同身高女学前儿童标准体重更高。

为制定本研究标准，在上小节及参数方程的基础上，计算各年龄组 9 个身高标准体重百分位值（C3、C5、C10、C35、C50、C65、C90、C95、C97）和 ±S、0S 和 ±2S 的参考值。

表 2-8　我国 3～6 岁女学前儿童身高别体重百分位数和标准差单位的参考值

单位：kg

年龄	身高（cm）	C3	C5	C10	C35	C50	C65	C90	C95	C97	-2S	-1S	0S	+1S	+2S
3岁	78～	9.1	9.2	9.4	10.1	10.5	11.0	12.5	13.0	13.4	9.0	9.6	10.5	11.9	13.7
	80～	9.4	9.5	9.7	10.4	10.9	11.4	12.8	13.3	13.7	9.4	9.9	10.9	12.2	13.8
	82～	9.8	9.9	10.1	10.8	11.3	11.7	13.1	13.6	14.0	9.7	10.3	11.3	12.6	14.2
	84～	10.1	10.3	10.5	11.2	11.7	12.1	13.5	13.9	14.3	10.1	10.7	11.7	12.9	14.5
	86～	10.5	10.7	10.9	11.7	12.1	12.5	13.8	14.3	14.7	10.4	11.1	12.1	13.3	14.9
	88～	10.9	11.1	11.3	12.1	12.5	13.0	14.2	14.7	15.1	10.8	11.6	12.5	13.7	15.3
	90～	11.3	11.5	11.8	12.6	13.0	13.4	14.7	15.1	15.5	11.3	12.0	13.0	14.2	15.8
	92～	11.8	11.9	12.2	13.1	13.4	13.9	15.1	15.6	15.9	11.7	12.5	13.4	14.6	16.3
	94～	12.2	12.4	12.7	13.6	14.0	14.4	15.6	16.1	16.5	12.1	13.0	14.0	15.1	16.9
	96～	12.7	12.9	13.2	14.1	14.5	14.9	16.3	16.7	17.1	12.6	13.5	14.5	15.7	17.5
	98～	13.2	13.4	13.8	14.7	15.1	15.6	16.9	17.4	17.8	13.1	14.1	15.1	16.4	18.1
	100～	13.7	14.0	14.3	15.3	15.8	16.3	17.7	18.2	18.6	13.6	14.6	15.8	17.1	18.8
	102～	14.3	14.5	14.9	15.9	16.4	16.9	18.4	19.0	19.4	14.1	15.2	16.4	17.9	19.5
	104～	14.7	15.0	15.4	16.5	17.0	17.6	19.2	19.8	20.2	14.6	15.7	17.0	18.6	20.2
	106～	15.2	15.4	15.9	17.1	17.7	18.3	20.0	20.6	21.1	15.1	16.2	17.7	19.3	21.0
	108～	15.7	16.0	16.4	17.6	18.3	19.0	20.8	21.4	21.9	15.6	16.7	18.3	20.1	21.9
	110～	16.3	16.5	16.9	18.2	18.9	19.7	21.6	22.2	22.7	16.1	17.3	18.9	20.9	22.8
	112～	16.9	17.1	17.5	18.9	19.6	20.4	22.4	23.0	23.5	16.7	17.9	19.6	21.7	23.7
	114～	17.5	17.7	18.2	19.5	20.3	21.2	23.2	23.8	24.3	17.4	18.5	20.3	22.5	24.7
	116～	18.1	18.4	18.8	20.2	21.1	22.0	24.1	24.7	25.1	18.0	19.2	21.1	23.4	25.4
4岁	88～	10.8	10.9	11.2	11.9	12.2	12.5	13.4	13.4	13.9	10.7	11.4	12.2	13.1	14.5
	90～	11.1	11.3	11.6	12.3	12.7	13	14	14.0	14.5	11.0	11.8	12.7	13.6	15.1
	92～	11.5	11.7	12	12.8	13.1	13.5	14.6	14.6	15.2	11.4	12.3	13.1	14.2	15.8
	94～	11.9	12.1	12.5	13.3	13.7	14.1	15.2	15.2	15.9	11.8	12.7	13.7	14.8	16.6
	96～	12.4	12.6	12.9	13.8	14.2	14.6	15.9	15.9	16.6	12.2	13.2	14.2	15.5	17.2
	98～	12.8	13.1	13.4	14.4	14.8	15.3	16.6	16.6	17.2	12.7	13.7	14.8	16.1	17.9
	100～	13.4	13.6	14	15.0	15.4	15.9	17.2	17.2	17.9	13.3	14.3	15.4	16.8	18.6
	102～	13.9	14.2	14.6	15.6	16.0	16.5	17.9	17.95	18.6	13.8	14.9	16.0	17.4	19.3
	104～	14.5	14.7	15.2	16.2	16.7	17.2	18.6	18.6	19.3	14.3	15.5	16.7	18.1	20.1
	106～	15.0	15.3	15.7	16.9	17.4	17.9	19.5	19.5	20.2	14.8	16.1	17.4	18.9	21.0
	108～	15.5	15.8	16.3	17.6	18.1	18.7	20.4	20.4	21.2	15.3	16.7	18.1	19.8	22.1
	110～	16.0	16.4	16.9	18.3	18.9	19.6	21.4	21.4	22.3	15.9	17.3	18.9	20.8	23.3
	112～	16.6	17.0	17.5	19.0	19.7	20.4	22.4	22.4	23.4	16.4	18.0	19.7	21.8	24.5
	114～	17.1	17.5	18.2	19.8	20.6	21.4	23.5	23.5	24.6	16.9	18.7	20.6	22.8	25.7
	116～	17.6	18.1	18.8	20.6	21.4	22.3	24.7	24.7	25.9	17.4	19.3	21.4	23.9	27.1

续表

年龄	身高（cm）	C3	C5	C10	C35	C50	C65	C90	C95	C97	−2S	−1S	0S	+1S	+2S
4 岁	118 ～	18.1	18.6	19.4	21.4	22.3	23.3	26	26.0	27.3	17.9	20.0	22.3	25.1	28.6
	120 ～	18.6	19.2	20	22.2	23.2	24.3	27.3	27.3	28.7	18.4	20.7	23.2	26.3	30.2
	122 ～	19.1	19.7	20.6	23.1	24.2	25.4	28.7	28.7	30.2	18.9	21.4	24.2	27.6	31.8
	124 ～	19.6	20.3	21.3	24.0	25.2	26.6	30.2	30.2	31.8	19.3	22.1	25.2	29.0	33.6
	126 ～	20.1	20.8	21.9	24.9	26.3	27.8	31.8	31.8	33.6	19.8	22.8	26.3	30.4	34.5
5 岁	94 ～	11.6	12.0	12.6	13.4	13.9	15.0	15.8	16.4	17.5	11.5	12.6	13.9	15.7	18.6
	96 ～	12.1	12.5	13.1	13.9	14.4	15.4	16.2	16.7	17.7	12.0	13.2	14.4	16.1	18.8
	98 ～	12.6	13.1	13.7	14.4	14.9	15.9	16.6	17.1	18.0	12.6	13.7	14.9	16.5	19.1
	100 ～	13.2	13.6	14.2	14.9	15.4	16.3	17.0	17.5	18.3	13.3	14.2	15.4	16.9	19.3
	102 ～	13.8	14.1	14.7	15.4	15.8	16.7	17.3	17.8	18.6	13.7	14.7	15.8	17.3	19.8
	104 ～	14.3	14.5	15.1	15.9	16.3	17.2	17.8	18.2	18.9	14.2	15.2	16.3	17.7	20.5
	106 ～	14.8	15.0	15.7	16.4	16.9	17.8	18.4	18.9	19.6	14.6	15.7	16.9	18.3	21.1
	108 ～	15.3	15.6	16.3	17.1	17.6	18.6	19.3	19.8	20.6	15.2	16.4	17.6	19.2	21.9
	110 ～	15.9	16.2	17.0	17.9	18.4	19.5	20.2	20.7	21.7	15.8	17.0	18.4	20.1	22.8
	112 ～	16.5	16.8	17.7	18.6	19.2	20.3	21.1	21.7	22.8	16.4	17.7	19.2	21.0	24.0
	114 ～	17.1	17.5	18.3	19.4	20.0	21.3	22.2	22.9	24.0	17.0	18.4	20.0	22.1	25.1
	116 ～	17.7	18.1	19.0	20.2	20.9	22.4	23.4	24.1	25.4	17.6	19.1	20.9	23.2	26.2
	118 ～	18.4	18.8	19.7	21.0	21.8	23.4	24.4	25.2	26.5	18.2	19.8	21.8	24.3	27.3
	120 ～	19.1	19.5	20.5	21.8	22.7	24.5	25.5	26.3	27.6	19.0	20.6	22.7	25.4	28.5
	122 ～	19.9	20.3	21.3	22.7	23.7	25.6	26.7	27.4	28.6	19.7	21.4	23.7	26.6	29.7
	124 ～	20.7	21.1	22.2	23.7	24.8	26.8	27.9	28.6	29.7	20.6	22.3	24.8	27.8	30.7
	126 ～	21.8	22.2	23.3	25.0	26.1	28.2	29.3	30.0	30.9	21.6	23.4	26.1	29.2	31.8
	128 ～	22.9	23.3	24.6	26.3	27.6	29.8	30.9	31.5	32.4	22.7	24.6	27.6	30.8	33.3
	130 ～	24.1	24.5	25.8	27.8	29.1	31.5	32.5	33.1	33.9	23.9	25.9	29.1	32.4	34.8
6 岁	102 ～	13.4	13.7	14.0	15.1	15.5	16.0	17.4	18.1	18.6	13.3	14.4	15.5	16.9	18.9
	104 ～	13.9	14.2	14.6	15.6	16.1	16.6	18.1	18.9	19.4	13.8	14.9	16.1	17.6	19.7
	106 ～	14.5	14.7	15.1	16.2	16.7	17.3	18.8	19.6	20.2	14.3	15.5	16.7	18.3	20.6
	108 ～	15.0	15.3	15.7	16.9	17.4	18.0	19.6	20.5	21.1	14.9	16.1	17.4	19.0	21.5
	110 ～	15.6	15.9	16.4	17.6	18.1	18.7	20.5	21.4	22.1	15.5	16.7	18.1	19.8	22.5
	112 ～	16.3	16.6	17.0	18.3	18.8	19.5	21.3	22.4	23.1	16.1	17.4	18.8	20.7	23.6
	114 ～	16.9	17.2	17.7	19.0	19.6	20.3	22.3	23.4	24.3	16.7	18.1	19.6	21.6	24.7
	116 ～	17.5	17.8	18.3	19.8	20.4	21.1	23.4	24.6	25.5	17.3	18.8	20.4	22.6	26.0

续表

年龄	身高（cm）	C3	C5	C10	C35	C50	C65	C90	C95	C97	-2S	-1S	0S	+1S	+2S
6岁	118～	18.2	18.5	19.1	20.6	21.3	22.1	24.6	25.9	26.8	18.0	19.5	21.3	23.7	27.4
	120～	18.9	19.3	19.8	21.4	22.3	23.2	25.9	27.3	28.3	18.8	20.3	22.3	25.0	28.9
	122～	19.8	20.1	20.7	22.4	23.3	24.4	27.4	28.8	29.9	19.6	21.1	23.3	26.4	30.4
	124～	20.6	21.0	21.5	23.4	24.5	25.7	28.9	30.4	31.4	20.5	22.0	24.5	27.9	31.9
	126～	21.6	21.9	22.5	24.4	25.7	27.1	30.5	31.9	32.8	21.5	23.0	25.7	29.5	33.3
	128～	22.7	23.0	23.5	25.6	27.0	28.6	32.2	33.5	34.3	22.5	24.0	27.0	31.1	34.7
	130～	23.8	24.1	24.6	26.8	28.3	30.1	33.9	35.1	35.8	23.7	25.1	28.3	32.8	36.1
	132～	25.0	25.2	25.8	28.1	29.8	31.7	35.7	36.8	37.5	24.9	26.3	29.8	34.6	37.8
	134～	26.2	26.5	27.0	29.6	31.4	33.4	37.6	38.7	39.3	26.1	27.6	31.4	36.5	39.6
	136～	27.5	27.8	28.3	31.1	33.0	35.2	39.6	40.7	41.2	27.4	28.9	33.0	38.5	41.4
	138～	28.8	29.1	29.7	32.7	34.8	37.1	41.7	42.8	43.3	28.7	30.3	34.8	40.5	43.5
	140～	30.2	30.5	31.1	34.4	36.6	39.1	43.9	45.0	45.5	30.1	31.8	36.6	42.7	45.7
	142～	31.7	32.0	32.6	36.2	38.6	41.3	46.3	47.4	47.9	31.6	33.4	38.6	45.1	48.1

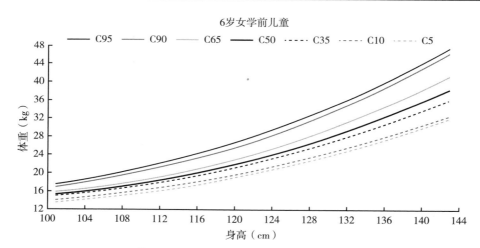

图2-4　我国6岁[①]女学前儿童身高别体重百分位数标准曲线（其余年龄略）

4.2　身高百分位数标准曲线的建立

4.2.1　身高样本特征分析

通过对学前儿童身高样本的基本特征分析（见表2-9），可知3～6岁学前儿童各年龄组身高的均值、标准差、偏度和峰度等样本数据。男、女学前儿童偏度系数区间

① 考虑到篇幅原因，3岁、4岁和5岁女学前儿童的百分位数标准曲线未列举。

均为 –0.2 ～ 0.2、–0.3 ～ 0.5，这说明男女学前儿童存在一定程度的偏度，且低龄组右偏，其余组左偏，但偏度均不大。男女学前儿童各年龄组峰度系数区间为 0.4 ～ 0.9 和 0.3 ～ 1.4，男女学前儿童存在小幅尖峰。由图 2–5 可以看出男女学前儿童身高平均值都随年龄增加而增加，3 岁组和 6 岁组男女四分位距（第一分位数与第四分位数之间的距离）比其他年龄组略大。

表 2-9 我国 3 ～ 6 岁学前儿童身高建模数据的均值、偏度和峰度分年龄组分布统计

| 年龄 | | 男 | | | | | 女 | | | | |
岁	月	n	均值	标准差	偏度	峰度	n	均值	标准差	偏度	峰度
3.0	36 ～ 41	4 635	99.8	5.2	0.1*	0.6	4 988	98.6	5.4	0.5	1.4
3.5	42 ～ 47	8 315	102.7	4.9	0.1*	0.9	7 941	101.4	4.8	0.1*	0.7
4.0	48 ～ 53	6 549	105.8	4.9	0.2	0.6	6 781	104.7	4.8	0.3	1.0
4.5	54 ～ 59	6 305	109.2	5.2	0.2	0.6	6 109	107.9	4.9	0.0*	0.7
5.0	60 ～ 64	6 842	112.5	5.2	0.0*	0.5	7 151	111.1	5.0	0.0*	0.3
5.5	65 ～ 71	6 050	115.4	5.3	–0.1*	0.4	5 696	114.3	5.3	–0.2	0.7
6.0	72 ～ 83	12 268	119.1	5.7	–0.2	0.5	12 231	117.5	5.6	–0.3	0.9

注：* 表示偏度和峰度正态性检验没有统计学意义（$P>0.05$），未标注的均具有统计学意义（$P<0.05$）；年龄 "6.0 岁" 指 72 ～ 83 月龄，与 3 ～ 5 岁对应计数实际为 "6.25 岁"。

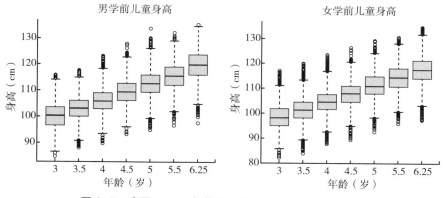

图 2-5 我国 3 ～ 6 岁学前儿童身高建模数据箱型图

4.2.2 身高幂转换系数和模型的选择

运用 lms( ) 函数进行迭代计算，得出男、女学前儿童身高幂转换系数 ξ 分别为 0.9838、1.4999。通过比较 AIC、SBC 的最小值，男、女学前儿童身高最终选择的最优分布模型分别是 BCPEo、BCTo。

基于 lms( ) 函数得到的初步自由度，微调自由度大小，并比较不同自由度的拟合

效果，最终得到男学前儿童参数 μ、σ、ν、τ 的三次样条函数拟合曲线自由度分别为 mu.df=4.32，sigma.df=4.81，nu.df=3.87，tau.df=5.11，总自由度为 18.11；女学前儿童身高的参数 μ、σ、ν、τ 自由度 mu.df=4.24，sigma.df=5.29，nu.df=2.50，tau.df=4.23，总自由度为 16.26。

4.2.3 身高模型的拟合优度检验 [①]

模型效果定性诊断：由图 2-6 可知，男、女学前儿童所建模型的残差的核密度估计图非常近似正态分布图，残差 Q-Q 图可以看出图上的点近似的在一条直线上（除了远端极少数点离散），样本残差分位数与正态分布理论分位数比较吻合。

模型效果定量诊断：从残差统计量来看（见表 2-10），男、女学前儿童拟合模型残差平均数、方差、偏度和峰度均非常接近标准，Filliben 相关系数均大于临界值。由此可知，无论定性还是定量，所选模型都能通过检验且拟合效果较好。

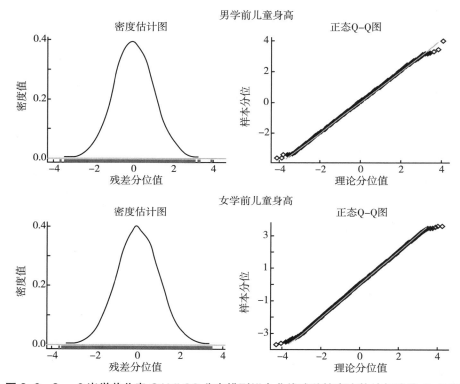

图 2-6　3～6 岁学前儿童 GAMLSS 分布模型拟合曲线残差核密度估计与残差 Q-Q 图

[①] 因建模原始数据 3 岁、3.5 岁、4 岁、4.5 岁、5 岁、5.5 岁和 6 岁 7 个年龄段，年龄区间大，这种非连续性而且离断大的数据不能运用 Q- 统计法检验，所以各体质指标拟合优度检验用核密度估计（kernel density estimate）图和 Q-Q 图，并配以残差定量指标进行诊断，接下来各体质指标均用这两种方法进行诊断。

表 2-10　身高最优非一致性 GAMLSS 模型残差定量评价

参数名称	正态分布参考值	男	女
平均数	0	0.0006	0.0006
标准差	1	1.0000	1.0000
偏度系数	0	−0.0001	−0.0001
峰度系数	3	2.9987	2.9987
Filliben 相关系数 Fr	1	0.9998	0.9998

注：在显著性水平 $\alpha = 0.05$ 时，Filliben 相关系数临界值为 $F_\alpha=0.978$，模型结果大于 F_α 为通过检验。

4.2.4　身高分布参数拟合方程

根据上述身高的 GAMLSS 分布模型和参数曲线自由度的结果，各参数拟合曲线的系数见表 2–11。

表 2-11　我国 3 ～ 6 岁学前儿童身高的 GAMLSS 分布模型参数拟合结果

性别	参数	参数拟合	估值	标准误	t 值	t 检验的 P 值
男	$\log(\mu)$	（Intercept）	4.4375	0.0014	3093.4387	0.0000
		cs（Age^mHeight$power，df = 3.19）	0.0579	0.0003	191.8352	0.0000
	$\log(\sigma)$	（Intercept）	−2.9330	0.0214	−136.8727	0.0000
		cs（Age^mHeight$power，df = 3.34）	−0.0301	0.0044	−6.7800	0.0000
	ν	（Intercept）	−1.3193	0.4943	−2.6689	0.0076
		cs（Age^mHeight$power，df = 2.34）	0.5212	0.1044	4.9897	0.0000
	$\log(\tau)$	（Intercept）	0.2736	0.0624	4.3876	0.0000
		cs（Age^mHeight$power，df = 0.83）	0.0731	0.0132	5.5193	0.0000
女	$\log(\mu)$	（Intercept）	4.5125	0.0007	6495.8382	0.0000
		cs（Age^mfsg$power，df = 4.26）	0.0168	0.0001	265.8568	0.0000
	$\log(\sigma)$	（Intercept）	−3.1405	0.0140	−223.6760	0.0000
		cs（Age^mfsg$power，df = 3.64）	0.0027	0.0012	2.3055	0.0211
	ν	（Intercept）	−1.6221	0.2580	−6.2877	0.0000
		cs（Age^mfsg$power，df = 3.94）	0.2194	0.0231	9.5077	0.0000
	$\log(\tau)$	（Intercept）	1.1961	0.2831	4.2251	0.0000
		cs（Age^mfsg$power，df = 0）	0.2376	0.0404	5.8798	0.0000

（1）男学前儿童身高分布模型 BCPEo，参数 μ、σ、ν、τ 拟合方程分别为：

$$\log(\mu)=4.4375+0.0579*cs（Age^{0.9838}, 3.19）$$

$$\log(\sigma)=−2.933−0.0301*cs（Age^{0.9838}, 3.34）$$

$v=-1.3193+0.5212*cs（Age^0.9838，2.34）$

$log（τ）=0.2736+0.0731*cs（Age^0.9838，0.83）$

（2）女学前儿童身高分布模型BCTo，参数 $μ$、$σ$、v、$τ$ 的拟合方程分别为：

$log（μ）=4.5125+0.0168*cs（Age^1.4999，4.26）$

$log（σ）=-3.1405+0.0027*cs（Age^1.4999，3.64）$

$v=4-1.6221+0.2194*cs（Age^1.4999，3.94）$

$log（τ）=1.1961+0.2376*cs（Age^1.4999，0）$

4.2.5 身高百分位数和标准差单位的参考标准

为制定本研究标准，在上面各参数的方程基础上，计算出拟合百分位数值和标准差单位的值，表2-12列出了各年龄组9个身高百分位数值（C3、C5、C10、C35、C50、C65、C90、C95、C97）和 ±S、0S 和 ±2S 的标准差单位的参考值。百分位数标准曲线如图2-7、图2-8所示，从图中可知男、女学前儿童身高百分位数标准曲线4岁、5岁略窄，3岁、6岁稍宽，男学前儿童身高各条百分位数标准曲线大于对应的女学前儿童。

表2-12 我国3～6岁学前儿童身高百分位数和标准差单位的参考标准

单位：cm

性别	年龄		C3	C5	C10	C35	C50	C65	C90	C95	C97	-2S	-1S	0S	+1S	+2S
	岁	月														
男	3.0	36～41	89.7	91.1	93.3	98.2	100.1	102.1	107.0	109.1	110.5	89.0	94.9	100.1	105.4	111.3
	3.5	42～47	93.6	94.9	96.8	101.2	102.9	104.7	109.2	111.2	112.5	93.0	98.2	102.9	107.7	113.2
	4.0	48～53	97.1	98.3	100.0	104.2	106.0	107.7	112.2	114.2	115.5	96.5	101.4	106.0	110.7	116.2
	4.5	54～59	100.3	101.4	103.2	107.5	109.3	111.1	115.7	117.7	119.0	99.7	104.6	109.3	114.2	119.7
	5.0	60～64	103.1	104.4	106.2	110.7	112.6	114.5	119.1	121.0	122.3	102.5	107.7	112.6	117.6	122.9
	5.5	65～71	105.7	107.0	109.0	113.7	115.6	117.6	122.1	123.9	125.1	105.1	110.5	115.6	120.7	125.7
	6.0	72～83	108.9	110.3	112.5	117.6	119.8	121.9	126.6	128.4	129.6	108.2	114.1	119.8	125.2	130.2
女	3.0	36～41	89.5	90.6	92.4	96.5	98.3	100.1	105.0	107.3	109.0	88.9	93.7	98.3	103.4	109.9
	3.5	42～47	92.7	93.9	95.6	99.6	101.4	103.1	107.4	109.3	110.7	92.1	96.9	101.4	106.0	111.4
	4.0	48～53	96.0	97.1	98.8	102.8	104.5	106.3	110.6	112.5	113.8	95.4	100.0	104.5	109.2	114.5
	4.5	54～59	98.8	100.1	101.8	106.1	107.9	109.4	114.1	115.9	117.2	98.4	103.2	107.9	112.7	117.8
	5.0	60～64	101.7	103.0	104.8	109.3	111.2	113.0	117.5	119.3	120.5	101.1	106.2	111.2	116.1	121.1
	5.5	65～71	104.4	105.7	107.6	112.4	114.3	116.3	120.9	122.7	124.0	103.7	109.1	114.3	119.4	124.6
	6.0	72～83	107.1	108.5	110.5	115.5	117.6	119.7	124.4	126.3	127.6	106.4	112.1	117.6	122.9	128.2

注：由于篇幅的原因，本表只列出男学前儿童0.5岁区间的百分位数值和标准差单位的值，在具体使用时，可以得到任意年龄区间的身高标准，比如区间为1月，后文标准均同此。

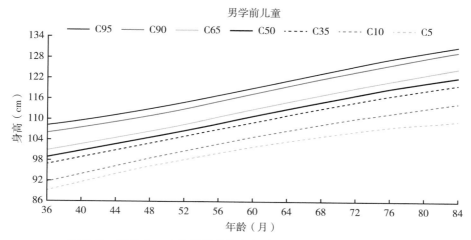

图 2-7　我国 3～6 岁男学前儿童年龄别身高百分位数标准曲线

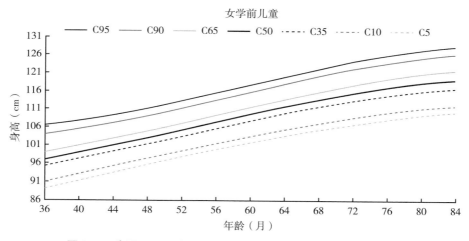

图 2-8　我国 3～6 岁女学前儿童年龄别身高百分位数标准曲线

4.3　体重百分位数标准曲线的建立

4.3.1　体重样本特征分析

通过对学前儿童体重样本基本特征分析（见表 2-13），可知 3～6 岁学前儿童各年龄组体重的均值、标准差、偏度和峰度等样本数据。男、女学前儿童偏度系数区间均为 1.14～1.55、0.85～1.27，这说明男、女学前儿童都存在一定程度的偏度，且低龄组右偏，其余组左偏。男、女学前儿童各年龄组峰度系数区间为 3.4～8.9 和 3.5～8.3，男、女学前儿童存在小幅尖峰，男、女学前儿童体重、体重标准差均是随年龄增加而增加。由图 2-9 可以看出男、女学前儿童体重的平均值都随年龄增加而增加。

表 2-13 我国 3～6 岁学前儿童体重建模数据的均值、偏度、峰度分年龄组分布统计

| 年龄 | | 男 | | | | | 女 | | | | |
岁	月	n	均值	标准差	偏度	峰度	n	均值	标准差	偏度	峰度
3.0	36～41	4 635	16.0	2.3	1.14	8.9	4 988	15.35	2.07	0.85	4.7
3.5	42～47	8 315	16.8	2.4	1.14	4.5	7 941	16.12	2.14	0.87	4.1
4.0	48～53	6 549	17.8	2.5	1.34	5.4	6 781	16.99	2.47	1.27	8.3
4.5	54～59	6 305	18.9	3.0	1.55	6.1	6 109	18.08	2.66	1.03	3.7
5.0	60～64	6 842	20.1	3.3	1.32	3.4	7 151	19.03	2.91	1.26	4.7
5.5	65～71	6 050	21.2	3.6	1.20	3.4	5 696	20.3	3.36	1.08	4.1
6.0	72～83	12 268	23.0	4.3	1.27	3.7	12 231	21.58	3.6	1.08	3.5

注：偏度、峰度正态性检验均具有统计学意义（$P<0.05$）。

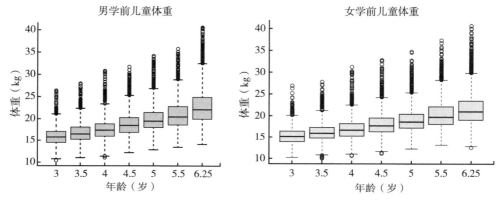

图 2-9 我国 3～6 岁学前儿童体重建模数据箱型图

4.3.2 体重幂转换系数和模型的选择

运用 lms( ) 函数，得出男、女学前儿童体重幂转换系数 ξ 均为 1.4999。通过比较各备选分布拟合非一致性 GAMLSS 模型结果的 AIC 值和 SBC 值，男、女学前儿童体重最终选择的最优分布模型分别为 BCPEo、BCTo。

基于 lms( ) 函数得到的初步自由度，微调自由度大小，并比较不同自由度的拟合效果，最终得到男学前儿童参数 μ、σ、ν、τ 的三次样条函数拟合曲线自由度分别为 mu.df=4.48、sigma.df=3.91、nu.df=3.35、tau.df=3.25，总自由度为 14.99；女学前儿童体重的参数 μ、σ、ν、τ 自由度分别为 mu.df=4.88、sigma.df=4.67、nu.df=2、tau.df=3.48，总自由度为 15.03。

4.3.3 体重模型拟合优度检验

模型效果定性诊断：由图 2-10 可知，男、女学前儿童所建模型的残差的核密度估计图都非常近似正态分布图，残差 Q–Q 图可以看出图上的点近似的在一条直线上（除

了远端极少数点离散），样本残差分位数与正态分布理论分位数比较吻合。

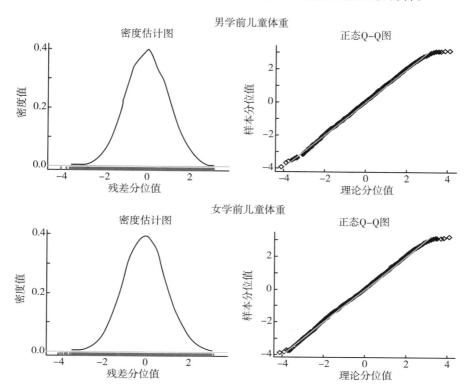

图 2-10　我国 3 ～ 6 岁学前儿童体重 GAMLSS 分布模型拟合曲线残差核密度估计与残差 Q-Q 图

模型效果定量诊断：从残差统计量来看（表 2-14），男、女学前儿童拟合模型残差平均数、方差、偏度和峰度均非常接近标准，Filliben 相关系数均大于临界值。由此可知，无论定性还是定量上来看，所选模型都能通过检验且拟合效果较好。

表 2-14　体重最优非一致性 GAMLSS 模型残差定量评价

参数名称	正态分布参考值	男	女
平均数	0	0.0005	0.0008
标准差	1	1.0000	1.0000
偏度系数	0	0.0035	0.0024
峰度系数	3	2.9930	2.9874
Filliben 相关系数 Fr	1	0.9997	0.9998

4.3.4　体重分布参数拟合方程

根据上述体重的 GAMLSS 分布模型和参数曲线自由度的结果，各参数拟合曲线的系数见表 2-15。

（1）男学前儿童体重分布模型 BCPEo，参数 μ、σ、ν、τ 的拟合方程如下：

log（μ）=2.5929+0.0331*cs（Age^1.4999，2.48）

log（σ）=−2.2013+0.0247*cs（Age^1.4999，1.91）

ν= −0.7542−0.0225*cs（Age^1.4999，1.35）

log（τ）=0.4343+0.0167*cs（Age^1.4999，1.25）

（2）女学前儿童体重分布模型 BCTo，参数 μ、σ、ν、τ 的拟合方程如下：

log（μ）=2.5659−0.0313*cs（Age^1.4999，2.88）

log（σ）=−2.1835+0.0198*cs（Age^1.4999，2.67）

ν= −0.3822−0.0395*cs（Age^1.4999，0）

log（τ）=0.4747+0.0109*cs（Age^1.4999，1.48）

表 2-15　我国 3～6 岁学前儿童体重的 GAMLSS 分布模型参数拟合结果

性别	参数	参数拟合	估值	标准误	t 值	t 检验的 P 值
男	log（μ）	（Intercept）	2.5929	0.0029	893.3154	0.0000
		cs（Age^mtz$power，df = 2.48）	0.0331	0.0003	118.8418	0.0000
	log（σ）	（Intercept）	−2.2013	0.0149	−147.9475	0.0000
		cs（Age^mtz$power，df = 1.91）	0.0247	0.0013	18.8160	0.0000
	ν	（Intercept）	−0.7542	0.1156	−6.5270	0.0000
		cs（Age^mtz$power，df = 1.35）	−0.0225	0.0097	−2.3165	0.0205
	log（τ）	（Intercept）	0.4343	0.0421	10.3084	0.0000
		cs（Age^mtz$power，df = 1.25）	0.0167	0.0038	4.3474	0.0000
女	log（μ）	（Intercept）	2.5659	0.0027	935.7394	0.0000
		cs（Age^mftz$power，df = 2.88）	0.0313	0.0003	120.5943	0.0000
	log（σ）	（Intercept）	−2.1835	0.0148	−147.1476	0.0000
		cs（Age^mftz$power，df = 2.67）	0.0198	0.0013	15.0301	0.0000
	ν	（Intercept）	−0.3822	0.1218	−3.1367	0.0017
		cs（Age^mftz$power，df = 0）	−0.0395	0.0104	−3.7948	0.0001
	log（τ）	（Intercept）	0.4747	0.0427	11.1152	0.0000
		cs（Age^mftz$power，df = 1.48）	0.0109	0.0039	2.8093	0.0050

4.3.5　体重百分位数和标准差单位的参考标准

为制定本研究标准，在上面各参数方程的基础上，计算出拟合百分位数值和标准差单位的值，表 2-16 列出了体重各年龄组 9 个百分位数值和 ±S、0S 和 ±2S 的 Z 分参考值。男、女学前儿童年龄别体重百分位数标准曲线如图 2-11、图 2-12 所示，从图中可知男、女学前儿童体重百分位数标准曲线均随年龄增加而变宽，即 3 岁窄、6 岁宽，整体呈喇叭形，而且变宽的主要是超过 P50 的百分位数曲线部分，C5～C50 百分位曲线基本平行，C50 与 C97 曲线距离大，右偏明显大于左偏，且随年龄增加逐渐拉大，大龄学前儿童超重和肥胖率增加更加明显。男学前儿童体重的百分位数大于相应的女学前儿童，如 6 岁学前儿童体重中位数男学前儿童为 20.9kg、女学前儿童为 19.9kg。

表 2-16　我国 3～6 岁学前儿童体重百分位数和标准差单位的参考标准

单位：kg

性别	年龄		C3	C5	C10	C35	C50	C65	C90	C95	C97	-2S	-1S	0S	+1S	+2S
	岁	月														
男	3.0	36～41	12.5	12.9	13.5	15.0	15.7	16.5	18.8	19.9	20.7	12.3	13.9	15.7	18.0	21.1
	3.5	42～47	13.2	13.5	14.1	15.8	16.5	17.3	19.7	21.0	21.9	13.0	14.6	16.5	18.9	22.3
	4.0	48～53	13.9	14.3	14.9	16.6	17.4	18.3	20.9	22.3	23.3	13.7	15.4	17.4	20.0	23.9
	4.5	54～59	14.7	15.1	15.7	17.6	18.5	19.4	22.4	23.9	25.1	14.4	16.3	18.5	21.3	25.8
	5.0	60～64	15.4	15.8	16.5	18.6	19.5	20.6	23.9	25.7	27.1	15.2	17.1	19.5	22.8	27.8
	5.5	65～71	16.1	16.5	17.3	19.5	20.6	21.8	25.6	27.6	29.1	15.8	17.9	20.6	24.3	29.9
	6.0	72～83	17.0	17.5	18.4	20.9	22.3	23.8	28.3	30.6	32.3	16.8	19.1	22.3	26.7	33.2
女	3.0	36～41	12.1	12.4	13.0	14.4	15.1	15.9	17.9	18.9	19.6	11.9	13.4	15.1	17.2	20.0
	3.5	42～47	12.7	13.0	13.6	15.2	15.9	16.6	18.8	19.9	20.6	12.5	14.1	15.9	18.1	21.1
	4.0	48～53	13.3	13.7	14.3	16.0	16.7	17.5	19.9	21.1	22.0	13.1	14.8	16.7	19.1	22.5
	4.5	54～59	14.0	14.4	15.1	16.9	17.7	18.6	21.3	22.6	23.6	13.7	15.6	17.7	20.3	24.2
	5.0	60～64	14.6	15.1	15.8	17.8	18.7	19.7	22.7	24.3	25.4	14.4	16.4	18.7	21.6	26.1
	5.5	65～71	15.3	15.8	16.5	18.7	19.7	20.8	24.2	26.0	27.3	15.1	17.2	19.7	23.0	28.0
	6.0	72～83	16.3	16.8	17.6	19.9	21.0	22.3	26.1	28.0	29.4	16.1	18.2	21.0	24.8	30.2

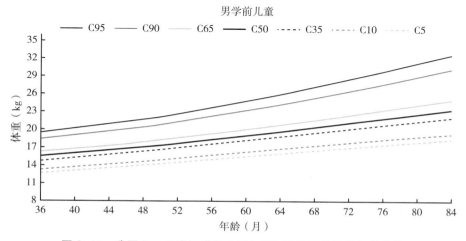

图 2-11　我国 3～6 岁男学前儿童年龄别体重百分位数标准曲线

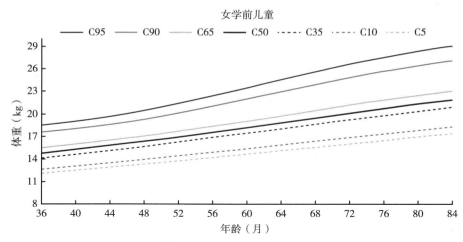

图 2-12　我国 3～6 岁女学前儿童年龄别体重百分位数标准曲线

4.4　BMI 百分位数标准曲线的建立

4.4.1　BMI 特征值分析

3～6 岁学前儿童各年龄组 BMI 的均值、标准差、偏度和峰度等样本数据如表 2-17 所示。BMI 的分布状况是男学前儿童各组偏度系数区间为 1.5～3.1，女学前儿童各组偏度系数区间为 1.1～2.4，这说明男、女学前儿童每个年龄组 BMI 均为偏态分布（Skewed distribution），且都为右偏。男学前儿童各组峰度系数区间为 4.8～15.4，女学前儿童各组峰度系数区间为 3.8～16.6，男、女学前儿童 BMI 存在峰度普遍很大。由此可知，如果直接对原始数据制定百分位数参考标准是不合理的，需要将原始数据转换成近似正态分布后再制定该标准，而 GAMLSS 法通过 Box-Cox 幂转换后可以达到这个要求。由箱型图（见图 2-13）可以看出男、女学前儿童 BMI 平均值都随年龄变化很小，但 3 岁组和 6 岁组四分位距离比 4 岁组和 5 岁组大。

表 2-17　BMI 建模数据的均值、偏度和峰度分年龄组统计

| 年龄 | | 男 | | | | | 女 | | | | |
岁	月	n	均值	标准差	偏度	峰度	n	均值	标准差	偏度	峰度
3.0	36～41	4 635	16.0	1.8	3.1	14.5	4 988	15.7	1.5	1.1	4.1
3.5	42～47	8 315	15.9	1.6	1.7	8.6	7 941	15.6	1.5	1.8	11.3
4.0	48～53	6 549	15.8	1.6	2.3	15.4	6 781	15.5	1.6	2.4	16.6
4.5	54～59	6 305	15.7	1.7	1.9	10.2	6 109	15.4	1.6	2.0	13.0
5.0	60～64	6 842	15.7	1.8	1.5	4.8	7 151	15.4	1.7	2.4	15.8
5.5	65～71	6 050	15.8	1.9	1.8	6.4	5 696	15.3	1.8	2.1	14.6
6.0	72～83	12 268	15.9	2.1	1.7	5.1	12 231	15.4	1.8	1.4	3.8

注：偏度和峰度正态性检验均具有统计学意义（P<0.05）。

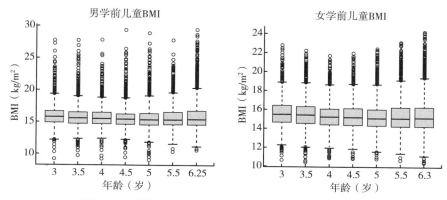

图 2-13 我国 3～6 岁学前儿童 BMI 建模数据箱型图

4.4.2 BMI 幂转换系数和模型的选择

运用 lms( ) 函数，得出男、女学前儿童 BMI 幂转换系数 ξ 为 0.6017、0.2501，以及各备选分布拟合非一致性 GAMLSS 模型结果的 AIC 值和 SBC 值，通过比较 AIC、SBC 的最小值，男、女学前儿童 BMI 最终选择的最优分布模型都是 BCTo。

基于 lms( ) 函数得到的初步自由度，微调自由度大小，并比较不同自由度的拟合效果，最终得到男学前儿童参数 μ、σ、ν、τ 的三次样条函数拟合曲线自由度分别为 mu.df=4.32、sigma.df=4.81、nu.df=3.87、tau.df=5.11，总自由度为 18.11；女学前儿童 BMI 的参数 μ、σ、ν、τ 自由度分别为 mu.df=4.24、sigma.df=5.29、nu.df=2.5、tau.df=4.23，总自由度为 16.26。

4.4.3 BMI 模型拟合优度检验

模型效果定性诊断：由图 2-14 可知，男学前儿童所建模型的残差的核密度估计图左侧远端尾巴有点长，但整体非常近似正态分布图，女学前儿童核密度估计很完整。残差 Q-Q 图可以看出图上的点近似的在一条直线上（除了远端极少数点离散），样本残差分位数与正态分布理论分位数比较吻合。

模型效果定量诊断：从残差统计量来看（见表 2-18），男、女学前儿童拟合模型残差平均数、方差、偏度和峰度均非常接近标准，Filliben 相关系数均大于临界值。由此可知，无论定性还是定量上来看，所选模型都能通过检验且拟合效果较好。

表 2-18 BMI 最优非一致性 GAMLSS 模型残差定量评价指标

参数名称	正态分布参考值	男	女
平均数	0	0.0013	0.0012
标准差	1	0.9972	0.9989

续表

参数名称	正态分布参考值	男	女
偏度系数	0	−0.0273	−0.0147
峰度系数	3	2.9896	3.0119
Filliben 相关系数 Fr	1	0.9992	0.9994

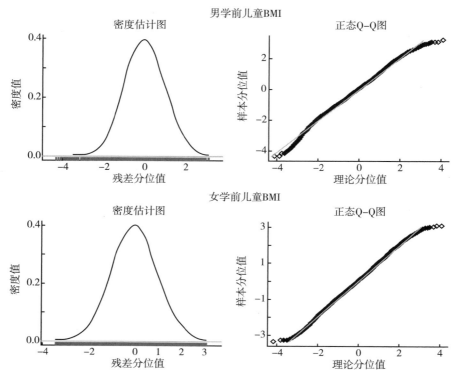

图 2-14 我国 3～6 岁学前儿童 BMI 的 GAMLSS 分布模型拟合曲线残差核密度估计与残差 Q-Q 图

4.4.4 BMI 分布参数拟合方程

根据上述 BMI 的 GAMLSS 分布模型和参数曲线自由度的结果，各参数拟合曲线的系数如表 2-19 所示。

（1）男学前儿童 BMI 分布模型 BCTo，参数 μ、σ、ν、τ 的拟合方程如下：

log（μ）=2.7661−0.0089*cs（Age^0.6017，2.32）

log（σ）= −3.3805+0.3576*cs（Age^0.6017，2.81）

ν= 0.6160−1.1151*cs（Age^0.6017，1.87）

log（τ）= −0.2591−0.8931*cs（Age^0.6017，3.11）

表2-19　我国3～6岁学前儿童BMI的GAMLSS分布模型参数拟合结果

性别	参数	参数拟合	估值	标准误	t值	t检验的P值
男	$\log(\mu)$	（Intercept）	2.7661	0.0044	628.1010	0.0000
		cs（Age^mbmi$power，df = 2.32）	−0.0089	0.0018	−5.0477	0.0000
	$\log(\sigma)$	（Intercept）	−3.3805	0.0517	−65.4475	0.0000
		cs（Age^mbmi$power，df = 2.81）	0.3576	0.0198	18.0765	0.0000
	ν	（Intercept）	0.6160	0.5036	1.2231	0.2213
		cs（Age^mbmi$power，df = 1.87）	−1.1151	0.1923	−5.8003	0.0000
	$\log(\tau)$	（Intercept）	−0.2591	0.3382	−0.7661	0.4436
		cs（Age^mbmi$power，df = 3.11）	0.8931	0.1410	6.3361	0.0000
女	$\log(\mu)$	（Intercept）	2.8549	0.0102	279.3372	0.0000
		cs（Age^mfbmi$power，df = 2.24）	−0.0904	0.0070	−12.8870	0.0000
	$\log(\sigma)$	（Intercept）	−4.0570	0.1196	−33.9163	0.0000
		cs（Age^mfbmi$power，df = 3.29）	1.0811	0.0811	13.3378	0.0000
	ν	（Intercept）	4.7644	1.1138	4.2775	0.0000
		cs（Age^mfbmi$power，df = 0.5）	−4.4546	0.7493	−5.9447	0.0000
	$\log(\tau)$	（Intercept）	−2.6083	0.8003	−3.2594	0.0011
		cs（Age^mfbmi$power，df = 2.23）	3.2306	0.5591	5.7778	0.0000

（2）女学前儿童BMI分布模型BCTo，参数μ、σ、ν、τ的参数方程如下：

$\log(\mu)=2.8549-0.0904*cs（Age^0.2501，2.24）$

$\log(\sigma)=-4.057+1.0811*cs（Age^0.2501，3.29）$

$\nu=4.7644-4.4546*cs（Age^0.2501，0.5）$

$\log(\tau)=-2.6083+3.2306*cs（Age^0.2501，2.23）$

4.4.5　BMI百分位数和标准差单位的参考标准

由表2-20、图2-15和图2-16可知BMI百分位数、标准差单位的参考标准及年龄别BMI百分位数标准曲线。

表2-20　我国3～6岁学前儿童年龄别BMI百分位数和标准差单位的参考值

单位：kg/m²

性别	年龄		C3	C5	C10	C35	C50	C65	C90	C95	C97	−2S	−1S	0S	+1S	+2S
	岁	月														
男	3.0	36～41	13.3	13.7	14.1	15.2	15.7	16.2	17.8	18.8	19.6	13.2	14.5	15.7	17.1	19.8
	3.5	42～47	13.4	13.7	14.2	15.2	15.6	16.1	17.6	18.4	19.1	13.3	14.5	15.6	17.0	19.5
	4.0	48～53	13.4	13.7	14.1	15.1	15.5	16.0	17.5	18.3	19.1	13.2	14.4	15.5	16.9	19.7

性别	年龄		C3	C5	C10	C35	C50	C65	C90	C95	C97	-2S	-1S	0S	+1S	+2S
	岁	月														
男	4.5	54～59	13.3	13.6	14.0	15.0	15.5	16.0	17.6	18.6	19.4	13.1	14.3	15.5	17.0	20.3
	5.0	60～64	13.2	13.5	13.9	15.0	15.4	16.0	17.8	18.9	20.0	13.1	14.2	15.4	17.2	20.8
	5.5	65～71	13.2	13.5	13.9	14.9	15.5	16.1	18.0	19.2	20.3	13.0	14.1	15.5	17.5	21.5
	6.0	72～83	13.1	13.4	13.8	14.9	15.5	16.2	18.5	19.9	21.1	13.0	14.1	15.6	17.8	22.2
女	3.0	36～41	13.1	13.5	13.9	15.0	15.5	16.0	17.5	18.3	19.0	13.0	14.3	15.5	16.9	19.4
	3.5	42～47	13.2	13.5	13.9	14.9	15.4	15.9	17.3	18.1	18.7	13.0	14.2	15.4	16.8	19.1
	4.0	48～53	13.1	13.4	13.8	14.8	15.3	15.8	17.2	18.0	18.7	12.9	14.1	15.3	16.7	19.1
	4.5	54～59	13.0	13.3	13.7	14.7	15.2	15.7	17.2	18.1	18.8	12.8	14.0	15.2	16.7	19.2
	5.0	60～64	12.9	13.2	13.6	14.6	15.1	15.7	17.3	18.2	19.0	12.8	13.9	15.1	16.7	19.4
	5.5	65～71	12.8	13.1	13.5	14.6	15.1	15.7	17.5	18.5	19.4	12.7	13.8	15.1	16.8	19.9
	6.0	72～83	12.8	13.1	13.5	14.6	15.1	15.7	17.7	18.8	19.7	12.7	13.8	15.1	17.0	20.2

男、女学前儿童共同特征：BMI 随年龄增长百分位数图形状基本相似。其中，C50 变化幅度小，低百分位数变化小而高百分位数变化大；3～4 岁 C5 与 C95 之间距离逐渐减小，4～6 岁 C5 与 C95 之间距离逐渐增加，4 岁后百分位数呈喇叭形，但 C50～C5 < C90～C50，图形向上偏移，且 C95、C90 等远离 C50 的高百分位数值变化幅度大。C90 曲线约在 4 岁往上弯曲，可大致判断该年龄后为超重与肥胖的加大趋势。而 C5、C10 等低百分位数变化小，所以体瘦率没有明显转折点。

男、女学前儿童不同特征：女学前儿童 C5 与 C95 距离小于男学前儿童，尤其是 3

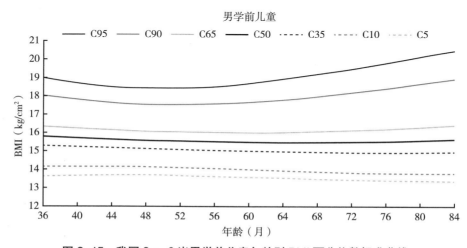

图 2-15　我国 3～6 岁男学前儿童年龄别 BMI 百分位数标准曲线

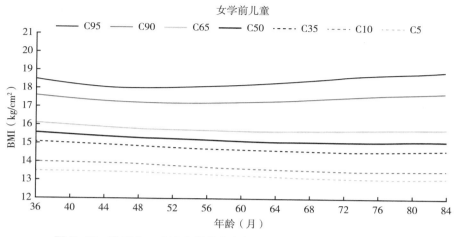

图 2-16　我国 3～6 岁女学前儿童年龄别 BMI 百分位数标准曲线

岁组和 6 岁组更加明显。比较同年龄组、同百分位数的男、女学前儿童各自 BMI 值可知，BMI 百分位数值男学前儿童均大于对应的女学前儿童，说明女学前儿童超重与肥胖率低于男学前儿童。

4.5　坐位体前屈百分位数标准曲线的建立

4.5.1　坐位体前屈样本特征值分析

由表 2-21 可知 3～6 岁学前儿童各年龄组坐位体前屈的均值、标准差、偏度和峰度等样本数据。男、女学前儿童各组偏度系数区间均为 –0.1～0.2，偏度小；男学前儿童各组峰度系数区间为 –0.2～–0.4，女学前儿童各组峰度系数区间为 –0.3～–0.5，男、女学前儿童坐位体前屈为平顶峰（厚尾），但幅度小。由图 2-17 可知各年龄组分位数非常对称，男、女学前儿童四分位距都随年龄的增加而增加。

表 2-21　坐位体前屈建模数据的均值、偏度、峰度分年龄组统计

年龄		男				女			
岁	月	n	均值	标准差	偏度	峰度	n	均值	标准差	偏度	峰度
3.0	36～41	4 635	10.4	4.1	–0.2	–0.3	4 988	11.5	3.9	–0.3	0.0
3.5	42～47	8 315	10.2	4.0	–0.1	–0.1	7 941	11.7	3.9	–0.3	0.0
4.0	48～53	6 549	10.0	4.1	–0.2	0.1	6 781	11.7	4.0	–0.3	0.0
4.5	54～59	6 305	9.7	4.1	–0.1	–0.1	6 109	11.9	4.0	–0.3	–0.1
5.0	60～64	6 842	9.2	4.4	–0.1	–0.2	7 151	11.9	4.2	–0.2	–0.2
5.5	65～71	6 050	9.0	4.4	0.0	–0.2	5 696	11.8	4.3	–0.2	–0.1
6.0	72～83	12 268	8.7	4.6	0.0	–0.2	12 231	11.8	4.5	–0.2	–0.2

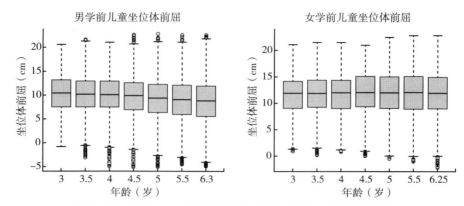

图 2-17　我国 3 ～ 6 岁学前儿童坐位体前屈建模数据箱型图

4.5.2　坐位体前屈幂转换系数和模型的选择

坐位体前屈男、女学前儿童的分布模型都是 NO，为正态分布。运用 lms( ) 函数，得出男、女学前儿童体重幂转换系数 ξ 分别是 1.4849、0.1737，其中 ν=1、τ=2。男、女学前儿童参数 μ、σ 的三次样条函数拟合曲线自由度都是 mu.df=2、sigma.df=2。

4.5.3　坐位体前屈模型拟合优度检验

模型效果定性诊断：由图 2-18 可知男、女学前儿童残差核密度估计图近似正态分

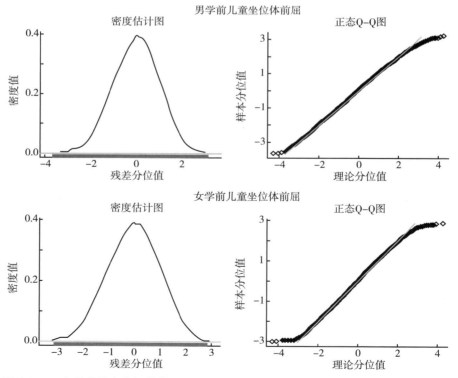

图 2-18　我国 3 ～ 6 岁学前儿童坐位体前屈的 GAMLSS 分布模型拟合曲线残差核密度估计与残差 Q-Q 图

布图，残差 Q-Q 图上的点都近似地在一条直线上（除了远端极少数点离散），样本残差分位数与正态分布理论分位数比较吻合。

模型效果定量诊断：从残差统计量来看（见表 2-22），男、女学前儿童拟合模型残差平均数、方差和偏度均非常接近标准，但是男、女学前儿童残差的峰度系数分别为 2.8931、2.9119，有所偏离标准 3。但是 Filliben 相关系数均大于临界值。由此可知，无论定性还是定量上来看，所选模型都能通过检验。

表 2-22　坐位体前屈最优非一致性 GAMLSS 模型残差定量评价指标

参数名称	正态分布参考值	男	女
平均数	0	0.0000	0.0012
标准差	1	1.0000	0.9989
偏度系数	0	−0.0831	−0.0147
峰度系数	3	2.8931	2.9119
Filliben 相关系数 Fr	1	0.9998	0.9994

4.5.4　坐位体前屈分布参数拟合方程

男、女学前儿童的分布模型都是 NO 分布，由于 NO 分布没有偏度和峰度，所以 $v=1$、$\tau=2$，且 μ 的链接函数为 ident（不做对数变换），如表 2-23 所示。

（1）男学前儿童参数 μ、σ 的拟合方程分别为：

$$\mu=11.35-0.1804*cs（Age^{1.4848}，0）$$

$$\log（\sigma）=1.299-0.0143*cs（Age^{1.44848}，0）$$

（2）女学前儿童参数 μ、σ 的拟合方程分别为：

$$\mu=10.6934+0.6988*cs（Age^{0.1737}，0）$$

$$\log（\sigma）=1.2325+0.0164*cs（Age^{0.1737}，0）$$

表 2-23　我国 3～6 岁学前儿童坐位体前屈的 GAMLSS 分布模型参数拟合结果

性别	参数	参数拟合	估值	标准误	t 值	t 检验的 P 值
男	μ	（Intercept）	11.3500	0.0569	199.3580	0.0000
		cs（Age^mtqq\$power）	−0.1804	0.0054	−33.6485	0.0000
	$\log（\sigma）$	（Intercept）	1.2990	0.0097	134.1674	0.0000
		cs（Age^mtqq\$power）	0.0143	0.0009	16.2236	0.0000
女	μ	（Intercept）	10.6934	0.2552	41.8955	0.0000
		cs（Age^mftqq\$power）	0.6988	0.1631	4.2847	0.0000
	$\log（\sigma）$	（Intercept）	1.2325	0.0098	125.8302	0.0000
		cs（Age^mtqq\$power）	0.0164	0.0009	18.2815	0.0000

4.5.5 坐位体前屈的百分位数和标准差单位的参考标准

坐位体前屈的百分位数和标准差单位的参考标准如表2-24所示，基于每月的百分位数标准曲线如图2-19、图2-20所示。由图表可知：男学前儿童坐位体前屈的成绩随着年龄的增加，中位数减少，其余百分位数也相应减小，说明男学前儿童柔韧素质随年龄的增加而变差；女学前儿童坐位体前屈的成绩随着年龄的增加，中位数基本保持不变，百分位数标准曲线以C50为中轴对称，C5与C95距离逐渐加大，柔韧素质总体保持不变，但是差异性增加。

表 2-24 我国 3 ～ 6 岁学前儿童年龄别坐位体前屈百分位数和标准差单位的参考值

单位：cm

性别	年龄		C3	C5	C10	C35	C50	C65	C90	C95	C97	-2S	-1S	0S	+1S	+2S
	岁	月														
男	3.0	36～41	3.0	3.9	5.4	8.9	10.4	11.9	15.5	16.9	17.8	2.5	6.5	10.4	14.4	18.3
	3.5	42～47	2.7	3.6	5.1	8.7	10.2	11.8	15.4	16.9	17.8	2.2	6.2	10.2	14.3	18.3
	4.0	48～53	2.3	3.3	4.7	8.4	10.0	11.6	15.3	16.7	17.7	1.8	5.9	10.0	14.1	18.2
	4.5	54～59	1.8	2.8	4.3	8.0	9.6	11.3	15.0	16.5	17.5	1.3	5.5	9.6	13.8	18.0
	5.0	60～64	1.2	2.2	3.8	7.6	9.3	10.9	14.7	16.3	17.3	0.7	5.0	9.3	13.5	17.8
	5.5	65～71	0.7	1.8	3.3	7.3	9.0	10.7	14.6	16.2	17.2	0.2	4.6	9.0	13.4	17.7
	6.0	72～83	0.1	1.2	2.8	6.9	8.7	10.4	14.5	16.2	17.2	−0.4	4.1	8.7	13.2	17.8
女	3.0	36～41	4.5	5.4	6.8	10.2	11.6	13.1	16.5	17.9	18.8	4.1	7.9	11.6	15.4	19.2
	3.5	42～47	4.5	5.4	6.8	10.2	11.7	13.2	16.6	18.0	18.9	4.1	7.9	11.7	15.5	19.3
	4.0	48～53	4.5	5.4	6.8	10.3	11.7	13.2	16.7	18.1	19.0	4.0	7.9	11.7	15.6	19.5
	4.5	54～59	4.3	5.3	6.7	10.3	11.8	13.3	16.9	18.3	19.2	3.9	7.8	11.8	15.7	19.7
	5.0	60～64	4.1	5.1	6.6	10.2	11.8	13.4	17.1	18.5	19.5	3.6	7.7	11.8	15.9	20.0
	5.5	65～71	3.9	4.9	6.4	10.2	11.9	13.5	17.3	18.8	19.8	3.4	7.6	11.9	16.1	20.3
	6.0	72～83	3.6	4.6	6.2	10.2	11.9	13.6	17.6	19.2	20.2	3.1	7.5	11.9	16.3	20.7

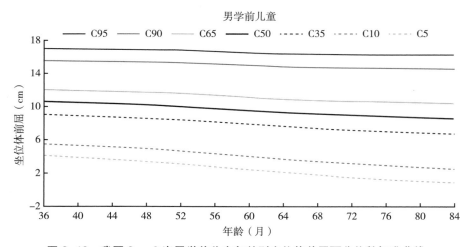

图 2-19 我国 3 ～ 6 岁男学前儿童年龄别坐位体前屈百分位数标准曲线

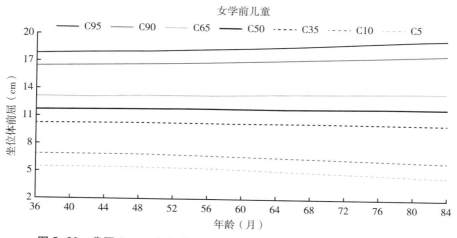

图 2-20　我国 3～6 岁女学前儿童年龄别坐位体前屈百分位数标准曲线

4.6　10 米折返跑百分位数标准曲线的建立

4.6.1　10 米折返跑样本特征值分析

3～6 岁学前儿童各年龄组 10 米折返跑的均值、标准差、偏度和峰度等样本数据如表 2-25 所示。男学前儿童各组偏度系数区间为 –0.2～0.0，女学前儿童各组偏度系数区间为 –0.1～–0.3，说明男、女学前儿童每个年龄组 10 米折返跑分布状态为左偏。

表 2-25　10 米折返跑建模数据的均值、偏度和峰度分年龄组分布统计

年龄		男					女				
岁	月	n	均值	标准差	偏度	峰度	n	均值	标准差	偏度	峰度
3.0	36～41	4 635	10.4	4.1	–0.2	–1.3	4 988	11.5	3.9	–0.3	1.0
3.5	42～47	8 315	10.2	4.0	–0.2	–1.2	7 941	11.7	3.9	–0.3	1.0
4.0	48～53	6 549	10.0	4.1	–0.2	1.1	6 781	11.7	4.0	–0.3	1.0
4.5	54～59	6 305	9.7	4.1	–0.2	–1.1	6 109	11.9	4.0	–0.3	–1.1
5.0	60～64	6 842	9.2	4.4	–0.1*	–1.2	7 151	11.9	4.2	–0.2	–1.2
5.5	65～71	6 050	9.0	4.4	0.2	–1.2	5 696	11.8	4.3	–0.3	–1.1
6.0	72～83	12 268	8.7	4.6	0.0*	–1.2	12 231	11.8	4.5	–0.2	–1.2

注：* 表示检验无统计学意义（$P>0.05$），其余没标注的均为有统计学意义。

男学前儿童各组峰度系数区间为 –1.3～1.1，女学前儿童各组峰度系数区间为 –1.2～1.0，男、女学前儿童 10 米折返跑不同年龄组存在尖峰或平顶峰。由此可知，需要将原始数据转换成近似正态分布后再制定该标准，而通过 GAMLSS 法的 Box-Cox 幂

转换后可以达到这个要求。由箱型图（见图 2-21）可以看出男、女学前儿童 10 米折返跑的平均值随年龄的增加而减小，且分位距逐渐减小，其中第一分位数变化不大、第四分位数明显减小。

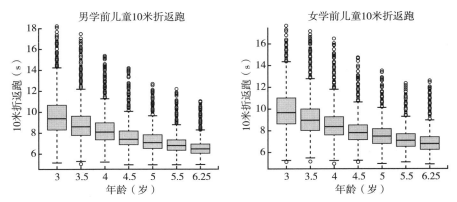

图 2-21　我国 3～6 岁学前儿童 10 米折返跑建模数据箱型图

4.6.2　10 米折返跑幂转换系数和模型的选择

运用 lms( ) 函数，得出男、女学前儿童 10 米折返跑幂转换系数 ξ 分别为 1.3760、1.4781 和各备选分布拟合非一致性 GAMLSS 模型结果的 AIC 值和 SBC 值，通过比较 AIC、SBC 的最小值，男、女学前儿童 10 米折返跑最终选择的最优分布模型分别是 BCPEo、BCTo。

基于 lms( ) 函数得到的初步自由度，微调自由度大小，并比较不同自由度的拟合效果，最终得到男学前儿童参数 μ、σ、ν、τ 的三次样条函数拟合曲线自由度分别为 mu.df=6.54、sigma.df=5.25、nu.df=3.70、tau.df=2.87，总自由度为 18.36；女学前儿童的参数 μ、σ、ν、τ 自由度分别为 mu.df=6.53、sigma.df=5.41、nu.df=4.08、tau.df=2.00，总自由度为 18.12。

4.6.3　10 米折返跑模型拟合优度检验

模型效果定性诊断：由图 2-22 可知，男学前儿童所建模型的残差的核密度估计图接近标准正态分布，女学前儿童核密度估计图在顶部有偏离。残差 Q-Q 图上的点近似的在一条直线上（除了远端极少数点离散），样本残差分位数与正态分布理论分位数比较吻合。

模型效果定量诊断：从残差统计量来看（见表 2-26），男、女学前儿童拟合模型残差平均数、方差、偏度和峰度均非常接近标准，Filliben 相关系数均大于临界值。综上所述，女学前儿童拟合稍差，但所选模型通过检验。

表 2-26　10 米折返跑最优非一致性 GAMLSS 模型残差定量评价指标

参数名称	正态分布参考值	男	女
平均数	0	0.0003	0.0001
标准差	1	0.9932	1.0000
偏度系数	0	0.0148	0.0011
峰度系数	3	2.9798	2.9999
Filliben 相关系数 Fr	1	0.9994	0.9996

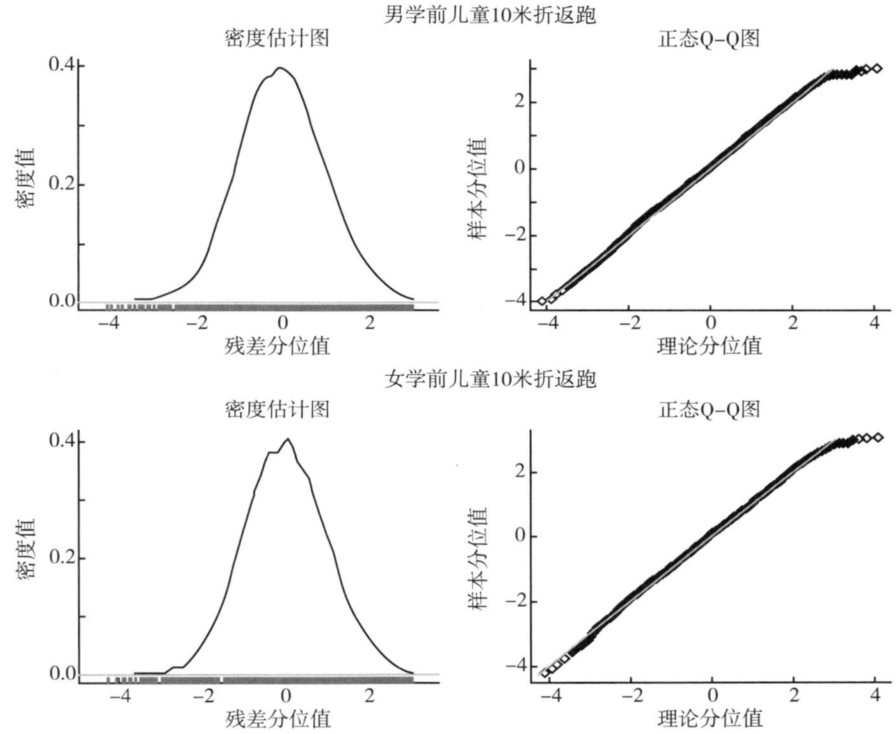

图 2-22　我国 3 ～ 6 岁学前儿童 10 米折返跑的 GAMLSS 分布模型拟合曲线残差核密度估计与残差 Q-Q 图

4.6.4　10 米折返跑分布参数拟合方程

根据上述 10 米折返跑的 GAMLSS 分布模型和参数曲线自由度的结果，各参数拟合曲线的系数见表 2-27。

（1）男学前儿童 10 米折返跑分布模型 BCPEo，参数 μ、σ、ν、τ 拟合方程为：

$\log(\mu) = 2.3884 - 0.0434 * cs(Age^{1.376}, 4.54)$

$\log(\sigma) = -0.0434 - 1.4782 * cs(Age^{1.376}, 3.25)$

$\nu = 0.0627 - 0.1723 * cs(Age^{1.376}, 1.7)$

$\log(\tau) = 0.6397 + 0.002 * cs(Age^{1.376}, 0.87)$

（2）女学前儿童 10 米折返跑分布模型 BCTo，参数 μ、σ、ν、τ 拟合方程为：

log（μ）=2.3949−0.0332*cs（Age^1.4781，4.53）

log（σ）= −1.6241+−0.0386*cs（Age^1.4781，3.41）

ν= 0.0923−0.1333 *cs（Age^1.4781，2.08）

log（τ）=2.7892+0.1277*cs（Age^1.4781，0）

表 2-27　我国 3～6 岁学前儿童 10 米折返跑的 GAMLSS 分布模型参数拟合结果

性别	参数	参数拟合	估值	标准误	t 值	t 检验的 P 值
男	log（μ）	（Intercept）	2.3884	0.0032	752.8815	0.0000
		cs（Age^mzfp$power，df = 4.54）	−0.0434	0.0003	−134.7429	0.0000
	log（σ）	（Intercept）	−1.4782	0.0159	−92.7666	0.0000
		cs（Age^mzfp$power，df = 3.25）	−0.0627	0.0018	−35.538	0.0000
	ν	（Intercept）	0.0761	0.1155	0.6587	0.5101
		cs（Age^mzfp$power，df = 1.7）	−0.1723	0.0141	−12.2631	0.0000
	log（τ）	（Intercept）	0.6397	0.0471	13.5933	0.0000
		cs（Age^mzfp$power，df = 0.87）	0.0022	0.0052	0.4328	0.6652
女	log（μ）	（Intercept）	2.3939	0.0031	762.3083	0.0000
		cs（Age^mfzfp$power，df = 4.53）	−0.0332	0.0003	−121.8850	0.0000
	log（σ）	（Intercept）	−1.6241	0.0218	−74.4327	0.0000
		cs（Age^mfzfp$power，df = 3.41）	−0.0386	0.0020	−19.1952	0.0000
	ν	（Intercept）	0.0923	0.1094	0.8444	0.3985
		cs（Age^mfzfp$power，df = 2.08）	−0.1333	0.0110	−12.1307	0.0000
	log（τ）	（Intercept）	2.7892	0.8326	3.3502	0.0008
		cs（Age^mfzfp$power，df = 0）	0.1277	0.1007	1.2680	0.2048

4.6.5　10 米折返跑百分位数和标准差单位的参考标准

10 米折返跑的百分位数和标准差单位的参考标准如表 2-28 所示，基于每月的百分位数标准曲线如图 2-23、图 2-24 所示。由上述图表分析可知，男、女学前儿童 10 米折返跑成绩随年龄增长百分位数图形状基本相似，C5 与 C95 之间距离随年龄增加逐渐变窄，C5、C50 和 C90 等百分位数随年龄增加而减少，且 C50～C5<C90～C50，图形向上偏移。由此可知学前儿童 10 米折返跑成绩随年龄增加而增加，且低龄组变化更明显。男学前儿童的各百分位数均大于对应女学前儿童，所以男学前儿童成绩好于女学前儿童。

表 2-28　我国 3～6 岁学前儿童年龄别 10 米折返跑的百分位数和标准差单位的参考值

单位：s

性别	年龄		C3	C5	C10	C35	C50	C65	C90	C95	C97	-2S	-1S	0S	+1S	+2S
	岁	月														
男	3.0	36～41	6.7	7.0	7.5	8.8	9.4	10.1	12.1	13.2	13.9	6.6	7.9	9.4	11.4	14.3
	3.5	42～47	6.6	6.8	7.1	8.1	8.6	9.2	10.8	11.7	12.2	6.5	7.4	8.6	10.3	12.7
	4.0	48～53	6.4	6.5	6.8	7.6	8.1	8.5	10.0	10.7	11.2	6.3	7.1	8.1	9.5	11.6
	4.5	54～59	6.0	6.2	6.4	7.1	7.5	7.9	9.1	9.8	10.1	6.0	6.6	7.5	8.7	10.5
	5.0	60～64	5.9	6.0	6.2	6.8	7.1	7.5	8.5	9.1	9.4	5.8	6.4	7.1	8.2	9.8
	5.5	65～71	5.7	5.8	6.0	6.5	6.8	7.1	8.0	8.5	8.7	5.6	6.1	6.8	7.7	9.1
	6.0	72～83	5.5	5.6	5.8	6.3	6.5	6.8	7.6	8.1	8.3	5.4	5.9	6.5	7.3	8.6
女	3.0	36～41	7.0	7.3	7.8	9.1	9.7	10.4	12.5	13.5	14.2	6.9	8.2	9.7	11.8	14.6
	3.5	42～47	6.8	7.0	7.4	8.5	9.0	9.5	11.2	12.1	12.7	6.7	7.7	9.0	10.6	13.1
	4.0	48～53	6.6	6.8	7.1	7.9	8.4	8.9	10.3	11.0	11.6	6.5	7.3	8.4	9.8	11.9
	4.5	54～59	6.3	6.4	6.7	7.4	7.8	8.2	9.4	10.1	10.5	6.2	6.9	7.8	9.0	10.8
	5.0	60～64	6.1	6.2	6.5	7.1	7.5	7.8	8.9	9.5	9.9	6.0	6.6	7.5	8.5	10.1
	5.5	65～71	5.9	6.0	6.2	6.8	7.1	7.4	8.4	8.9	9.2	5.8	6.4	7.1	8.0	9.4
	6.0	72～83	5.7	5.8	6.0	6.5	6.8	7.1	8.1	8.7	9.1	5.6	6.1	6.8	7.8	9.3

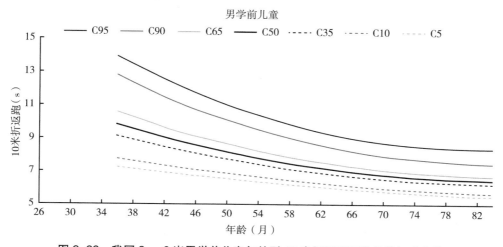

图 2-23　我国 3～6 岁男学前儿童年龄别 10 米折返跑百分位数标准曲线

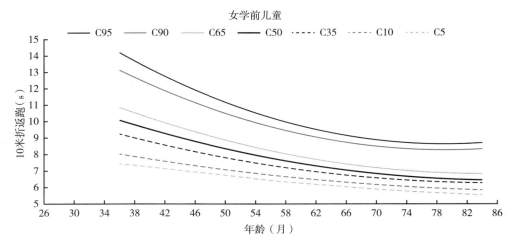

女学前儿童

图 2-24　我国 3～6 岁女学前儿童年龄别 10 米折返跑百分位数标准曲线

4.7　立定跳远百分位数标准曲线的建立

4.7.1　立定跳远样本特征值分析

　　3～6 岁学前儿童各年龄组立定跳远的均值、标准差、偏度和峰度等样本数据如表 2-29 所示。男、女学前儿童各组偏度系数区间均为 –0.3～0.5，各年龄组偏度不大。男、女学前儿童各组峰度系数区间为 –0.1～0.4，各年龄组峰度不明显。由箱型图（见图 2-25）可以看出男、女学前儿童立定跳远平均值都随年龄增加而增加，各年龄组四分位距变化较小。

表 2-29　立定跳远建模数据的均值、偏度和峰度分年龄组分布统计

| 年龄 | | 男 | | | | | 女 | | | | |
岁	月	n	均值	标准差	偏度	峰度	n	均值	标准差	偏度	峰度
3.0	36～41	4 635	56.3	19.6	0.5	0.4	4 988	54.1	18.7	0.5	0.1*
3.5	42～47	8 315	66.4	19.0	0.0*	–0.3	7 941	63.0	18.1	0.1*	–0.2
4.0	48～53	6 549	75.3	19.1	–0.1*	–0.1*	6 781	71.2	17.4	–0.1*	–0.1*
4.5	54～59	6 305	85.1	18.8	–0.2	0.1*	6 109	80.1	17.1	–0.2	0.2
5.0	60～64	6 842	92.8	18.6	–0.2	0.1*	7 151	86.6	16.8	–0.2	0.2
5.5	65～71	6 050	100.5	18.5	–0.2	0.3	5 696	94.1	16.9	–0.2	0.3
6.0	72～83	12 268	107.1	18.7	–0.3	0.2	12 231	98.5	17.8	–0.3	0.3

　　注：* 表示检验无统计学意义（$P>0.05$），其余没标注的均为有统计学意义。

4.7.2　立定跳远幂转换系数和模型的选择

　　运用 lms( ) 函数，得出男、女学前儿童立定跳远幂转换系数 ξ 分别为 1.4222、

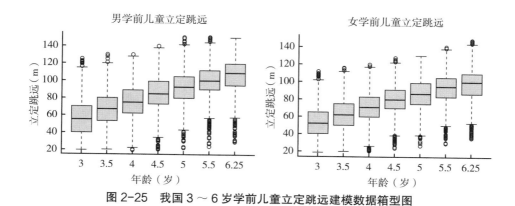

图 2-25 我国 3～6 岁学前儿童立定跳远建模数据箱型图

1.4999，以及各备选分布拟合非一致性 GAMLSS 模型结果的 AIC 值和 SBC 值，通过比较 AIC、SBC 的最小值，男、女学前儿童立定跳远最终选择的最优分布模型都是 BCPEo。

基于 lms( ) 函数得到的初步自由度，微调自由度大小，并比较不同自由度的拟合效果，最终得到男学前儿童参数 μ、σ、v、τ 的三次样条函数拟合曲线自由度分别为 mu.df=6.75、sigma.df=5.89、nu.df=5.34、tau.df=4.01，总自由度为 21.99；女学前儿童参数 μ、σ、v、τ 自由度分别为 mu.df=6.78、sigma.df=5.83、nu.df=5.32、tau.df=4.41，总自由度为 22.34。

4.7.3 立定跳远模型的拟合优度检验

模型效果定性诊断（见图 2-26）：男、女学前儿童所建模型的残差核密度估计图曲线都有波折，原因可能与测试数据记录精确到整数有关，但图形形状呈中间高、两头低分布形状。残差 Q-Q 图上的点近似的在一条直线上（除了远端极少数点离散），样本残差分位数与正态分布理论分位数比较吻合。

模型效果定量诊断：从残差统计量来看（见表 2-30），峰度系数男、女学前儿童分别为 2.9312 和 2.9116，峰度拟合一般；平均数、方差和偏度均非常接近标准，Filliben 相关系数均大于临界值。男、女学前儿童拟合模型一般，但总体模型符合要求。

表 2-30 立定跳远最优非一致性 GAMLSS 模型残差定量评价指标

参数名称	正态分布参考值	男	女
平均数	0	0.0006	0.0008
标准差	1	0.9994	0.9994
偏度系数	0	−0.0054	−0.0069
峰度系数	3	2.9312	2.9163
Filliben 相关系数 Fr	1	0.9997	0.9996

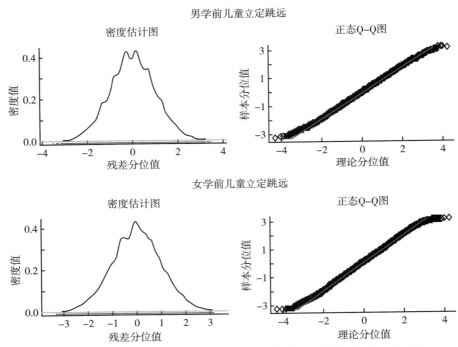

图 2-26　我国 3～6 岁学前儿童立定跳远的残差核密度估计与残差 Q-Q 图

4.7.4　立定跳远分布参数拟合方程

根据上述立定跳远的 GAMLSS 分布模型和参数曲线自由度的结果，各参数拟合曲线的系数见表 2-31。

表 2-31　我国 3～6 岁学前儿童立定跳远的 GAMLSS 分布模型参数拟合结果

性别	参数	参数拟合	估值	标准误	t 值	t 检验的 P 值
男	$\log(\mu)$	（Intercept）	3.8019	0.0040	954.5081	0.0000
		cs（Age^mldt$power，df = 4.75）	0.0703	0.0004	188.1703	0.0000
	$\log(\sigma)$	（Intercept）	−0.8179	0.0105	−77.9273	0.0000
		cs（Age^mldt$power，df = 3.89）	−0.0774	0.0011	−69.7245	0.0000
	ν	（Intercept）	0.3044	0.0431	7.0699	0.0000
		cs（Age^mldt$power，df = 3.34）	0.1009	0.0053	19.0222	0.0000
	$\log(\tau)$	（Intercept）	1.0075	0.0373	27.0409	0.0000
		cs（Age^mldt$power，df = 2.01）	−0.0230	0.0039	−5.9678	0.0000
女	$\log(\mu)$	（Intercept）	3.8064	0.0038	1005.9644	0.0000
		cs（Age^mfldt$power，df = 4.78）	0.0564	0.0003	176.1786	0.0000
	$\log(\sigma)$	（Intercept）	−0.8854	0.0101	−87.6183	0.0000
		cs（Age^mfldt$power，df = 3.83）	−0.0634	0.0010	−65.6649	0.0000

性别	参数	参数拟合	估值	标准误	t 值	t 检验的 P 值
女	v	（Intercept）	0.2718	0.0406	6.6879	0.0000
		cs（Age^mfldt\$power，df = 3.32）	0.0904	0.0045	20.1379	0.0000
	$\log（\tau）$	（Intercept）	0.9866	0.0353	27.9467	0.0000
		cs（Age^mfldt\$power，df = 2.41）	-0.0223	0.0032	-6.9103	0.0000

（1）男学前儿童立定跳远分布模型 BCPEo，μ、σ、v、τ 的参数方程分别为：

$\log（\mu）=3.8019+0.004*cs（Age^{1.4077}，4.75）$

$\log（\sigma）= -0.8175+0.074*cs（Age^{1.4077}，3.89）$

$v= -0.3044+0.1009*cs（Age^{1.4077}，3.34）$

$\log（\tau）=1.0075-0.023*cs（Age^{1.4077}，2.01）$

（2）女学前儿童立定跳远分布模型 BCPEo，μ、σ、v、τ 的参数方程分别为：

$\log（\mu）=3.8064+0.0564*cs（Age^{1.4999}，4.78）$

$\log（\sigma）= -0.8854-0.0634*cs（Age^{1.4999}，3.83）$

$v= 0.2718+0.0904*cs（Age^{1.4999}，3.32）$

$\log（\tau）=0.9866-0.0223*cs（Age^{1.4999}，2.41）$

4.7.5 立定跳远百分位数和标准差单位的参考标准

由表 2-32、图 2-27 和图 2-28 可知，男、女学前儿童共同特征为立定跳远随年龄增长百分位数标准曲线形状基本相似，C5 与 C95 之间距离各年龄组变化基本保持不变，C50 随年龄增加而增加，但高龄组增幅比低龄组慢，低龄组成绩变化更明显。男、女学前儿童不同特征为男学前儿童各百分位数均大于对应女学前儿童，且随年龄增加差距越来越大，男学前儿童立定跳远成绩随年龄增加增长更快。

表 2-32 我国 3～6 岁学前儿童年龄别立定跳远百分位数和标准差单位的参考值

单位：cm

性别	年龄		C3	C5	C10	C35	C50	C65	C90	C95	C97	-2S	-1S	0S	+1S	+2S
	岁	月														
男	3.0	36～41	25.2	27.9	32.4	46.7	54.5	62.9	81.8	89.0	93.6	23.9	36.4	54.5	76.0	95.9
	3.5	42～47	31.8	35.5	41.6	58.1	66.0	73.9	91.0	97.4	101.4	29.9	46.5	66.0	85.8	103.4
	4.0	48～53	39.1	43.7	50.7	68.1	75.7	83.1	99.2	105.2	109.1	36.8	56.1	75.7	94.3	111.0
	4.5	54～59	48.1	53.1	60.5	78.2	85.6	92.8	108.4	114.3	118.1	45.6	66.2	85.6	103.6	120.0
	5.0	60～64	56.5	61.4	68.8	86.2	93.4	100.4	115.9	121.9	125.7	53.9	74.4	93.4	111.2	127.6
	5.5	65～71	64.4	69.3	76.7	94.0	101.1	108.1	123.6	129.7	133.6	61.9	82.2	101.1	118.8	135.5
	6.0	72～83	70.5	75.6	83.1	100.7	108.0	115.1	130.4	136.1	139.8	67.9	88.7	108.0	125.7	141.6

续表

性别	年龄		C3	C5	C10	C35	C50	C65	C90	C95	C97	-2S	-1S	0S	+1S	+2S
	岁	月														
女	3.0	36～41	24.4	26.9	31.2	44.8	52.3	60.3	79.1	86.5	91.3	23.2	34.9	52.3	73.3	93.7
	3.5	42～47	30.2	33.8	39.5	55.1	62.5	69.9	86.4	92.7	96.7	28.5	44.2	62.5	81.4	98.7
	4.0	48～53	38.0	42.2	48.7	64.7	71.5	78.3	93.2	98.9	102.6	35.8	53.7	71.5	88.6	104.4
	4.5	54～59	46.5	51.1	58.0	74.0	80.6	87.0	101.1	106.6	110.1	44.2	63.1	80.6	96.8	111.9
	5.0	60～64	53.8	58.3	65.1	80.8	87.3	93.5	107.4	112.8	116.3	51.5	70.1	87.3	103.2	118.0
	5.5	65～71	61.0	65.5	72.2	88.0	94.5	100.9	115.0	120.5	124.1	58.6	77.3	94.5	110.6	125.8
	6.0	72～83	63.4	68.4	75.6	92.4	99.1	105.7	120.4	126.2	129.9	60.9	81.1	99.1	115.9	131.7

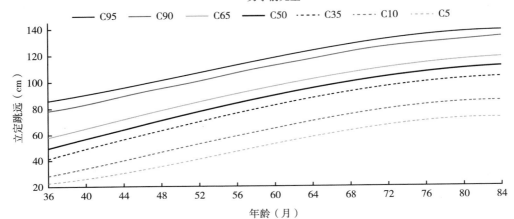

图 2-27　我国 3～6 岁男学前儿童年龄别立定跳远百分位数标准曲线

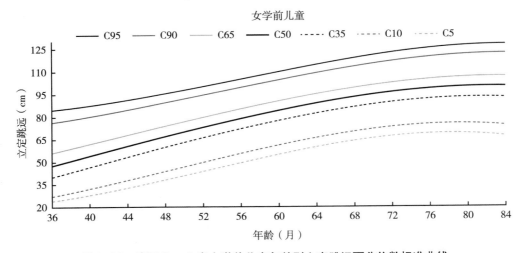

图 2-28　我国 3～6 岁女学前儿童年龄别立定跳远百分位数标准曲线

4.8　双脚连续跳百分位数标准曲线的建立

4.8.1　双脚连续跳样本特征值分析

学前儿童双脚连续跳指标各年龄的 μ、σ、ν 和 τ 等样本数据如表 2–33 所示。男学前儿童各年龄组偏度系数（ν）是 1.2 ～ 2.0，女学前儿童各年龄组偏度系数（ν）是 1.1 ～ 2.2，各年龄组都是右偏。男学前儿童各组峰度系数（τ）是 1.2 ～ 7.9，女学前儿童各组峰度系数（τ）是 1.1 ～ 12.0，年龄组存在尖峰现象，且随着年龄增加而增加尖峰越来越大，比如女学前儿童 6 岁组峰度为 12.0。由箱型图（见图 2–29）可以看出男、女学前儿童双脚连续跳成绩的平均值都随年龄增加而减小，分位距也随年来增加而减小。

表 2-33　双脚连续跳样本均值、偏度和峰度分年龄组统计

年龄		男					女				
岁	月	n	均值	标准差	偏度	峰度	n	均值	标准差	偏度	峰度
3.0	36 ～ 41	4 635	10.7	4.6	1.2	1.2	4 988	11.1	4.6	1.1	1.1
3.5	42 ～ 47	8 315	9.2	3.7	1.4	2.4	7 941	9.6	3.8	1.4	2.6
4.0	48 ～ 53	6 549	8.2	3.0	1.6	3.5	6 781	8.4	2.9	1.6	3.9
4.5	54 ～ 59	6 305	7.2	2.4	1.7	5.0	6 109	7.3	2.3	1.8	5.4
5.0	60 ～ 64	6 842	6.7	2.0	1.7	4.1	7 151	6.7	1.9	1.7	5.3
5.5	65 ～ 71	6 050	6.2	1.7	1.9	6.2	5 696	6.2	1.6	2.0	8.1
6.0	72 ～ 83	12 268	5.8	1.5	2.0	7.9	12 231	6.0	1.5	2.2	12.0

注：偏度、峰度正态性均具有统计学意义（$P<0.05$）。

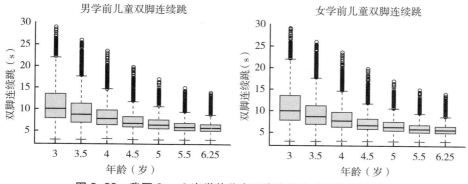

图 2-29　我国 3 ～ 6 岁学前儿童双脚连续跳建模数据箱型图

4.8.2　双脚连续跳幂转换系数和模型的选择

运用 lms( ) 函数，得出男、女学前儿童双脚连续跳幂转换系数 ξ 分别为 1.4135、

1.4223，以及各备选分布拟合非一致性 GAMLSS 模型结果的 AIC 值和 SBC 值，通过比较 AIC、SBC 的最小值，男、女学前儿童双脚连续跳最终选择的最优分布模型男学前儿童都是 BCPEo。

基于 lms( ) 函数得到的初步自由度，微调自由度大小，并比较不同自由度的拟合效果，最终得到参数 μ、σ、ν、τ 的三次样条函数拟合曲线自由度，男学前儿童：$df(\mu)$ 为 6.65、$df(\sigma)$ 为 5.06、$df(\nu)$ 为 3.89、$df(\tau)$ 为 3.69，总自由度为 19.29；女学前儿童：$df(\mu)$ 为 6.66、$df(\sigma)$ 为 5.52、$df(\nu)$ 为 3.99、$df(\tau)$ 为 5.64，总自由度为 21.81。

4.8.3 双脚连续跳模型的拟合优度检验

模型定性检验：由图 2-30 可知，男、女学前儿童所建模型的残差图非常接近正态分布；除了远端有部分点离散，残差 Q-Q 图上的点近似的在直线上，样本的残差与理论的分位数非常契合。

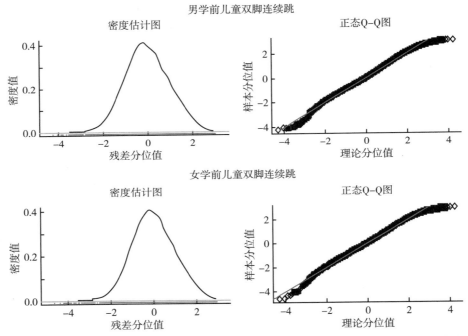

图 2-30 我国 3～6 岁学前儿童双脚连续跳的 GAMLSS 分布模型拟合曲线残差核密度估计与残差 Q-Q 图

模型定量检验：从残差统计量来看（见表 2-34），各参数的残差均非常接近正态分布的条件，Filliben 相关系数均大于临界值。综上所述，男、女学前儿童拟合模型一般，但总体模型符合要求。

表 2-34 双脚连续跳最优非一致性 GAMLSS 模型残差定量评价指标

参数名称	正态分布参考值	男	女
平均数	0	−0.0001	0.0001
标准差	1	0.9968	0.9998
偏度系数	0	0.0027	0.0041
峰度系数	3	3.0137	3.0237
Filliben 相关系数 Fr	1	0.9965	0.9989

4.8.4 双脚连续跳分布参数拟合方程

根据上述双脚连续跳的 GAMLSS 分布模型和参数曲线自由度的结果，各参数拟合曲线的系数如表 2-35 所示。

（1）男学前儿童双脚连续跳 GAMLSS 子模型为 BCPEo，μ、σ、ν、τ 的参数方程为：

$\log(\mu)=2.4699-0.0615*cs(Age^{\wedge}1.4135,4.65)$

$\log(\sigma)=-0.6575-0.0721*cs(Age^{\wedge}1.4135,3.06)$

$\nu=0.0335-0.0942*cs(Age^{\wedge}1.4135,1.89)$

$\log(\tau)=-0.0942-0.0533*cs(Age^{\wedge}1.4135,1.69)$

表 2-35 我国 3 ~ 6 岁学前儿童双脚连续跳的 GAMLSS 分布模型参数拟合结果

性别	参数	参数拟合	估值	标准误	t 值	t 检验的 P 值
男	$\log(\mu)$	（Intercept）	2.4699	0.0050	492.4268	0.0000
		cs（Age^sjt\$power, df = 4.65）	−0.0615	0.0005	−131.1210	0.0000
	$\log(\sigma)$	（Intercept）	−0.6575	0.0100	−65.7016	0.0000
		cs（Age^sjt\$power, df = 3.06）	−0.0721	0.0011	−65.9960	0.0000
	ν	（Intercept）	0.0335	0.0365	0.9165	0.3594
		cs（Age^sjt\$power, df = 1.89）	−0.0942	0.0044	−21.2320	0.0000
	$\log(\tau)$	（Intercept）	1.3198	0.0381	34.6469	0.0000
		cs（Age^sjt\$power, df = 1.69）	−0.0533	0.0038	−13.8873	0.0000
女	$\log(\mu)$	（Intercept）	2.5263	0.0050	503.2906	0.0000
		cs（Age^mfsjt\$power, df = 4.66）	−0.0629	0.0005	−137.9306	0.0000
	$\log(\sigma)$	（Intercept）	−0.6750	0.0102	−66.2525	0.0000
		cs（Age^mfsjt\$power, df = 3.52）	−0.0708	0.0011	−65.8284	0.0000
	ν	（Intercept）	0.1915	0.0378	5.0615	0.0000

续表

性别	参数	参数拟合	估值	标准误	t 值	t 检验的 P 值
女	ν	cs（Age^mfsjt\$power，df = 1.99）	−0.0942	0.0045	−21.0982	0.0000
	log（τ）	（Intercept）	1.0610	0.0342	30.9959	0.0000
		cs（Age^mfsjt\$power，df = 3.64）	−0.0359	0.0034	−10.5462	0.0000

（2）女学前儿童双脚连续跳 GAMLSS 子模型为 BCPEo，μ、σ、ν、τ 的参数方程为：

$$\log（\mu）=2.5263-0.0629*cs（Age^{1.4223}，4.66）$$
$$\log（\sigma）=-0.675-0.0708*cs（Age^{1.4223}，3.52）$$
$$\nu=-0.0708-0.0942*cs（Age^{1.4223}，1.99）$$
$$\log（\tau）=1.061-0.0359*cs（Age^{1.4223}，3.64）$$

4.8.5 双脚连续跳百分位数和标准差单位的参考标准

根据上述各参数方程，计算百分位数值和标准差单位的值，双脚连续跳百分位数和标准差单位的参考标准如表 2-36 所示，百分位数标准曲线如图 2-31、图 2-32 所示。

基于上述图表可知，男、女学前儿童共同特征：双脚连续跳成绩随年龄增长百分位数标准曲线形状基本相似，C5 与 C95 之间距离均随年龄增加而减小，且 C90～C50>C50～C5；C50 随年龄增加而减小，3～5 岁减幅大，而 5～6 岁减幅小、曲线平缓，由此可知 3～5 岁是学前儿童双脚连续跳成绩快速提高期。男、女学前儿童不同特征：男学前儿童百分位数均大于对应的女学前儿童，且随年龄增加而差距越来越小，女学前儿童双脚连续跳成绩随年龄增加提高更快。

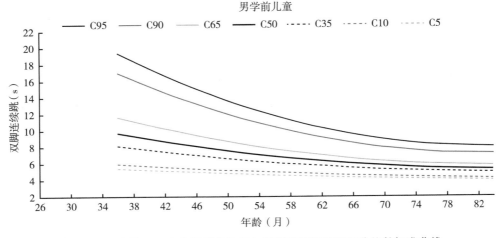

图 2-31　我国 3～6 岁男学前儿童年龄别双脚连续跳百分位数标准曲线

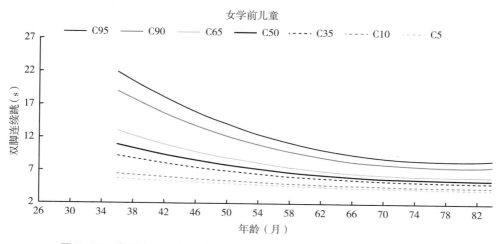

图 2-32 我国 3～6 岁女学前儿童年龄别双脚连续跳百分位数标准曲线

表 2-36 我国 3～6 岁学前儿童年龄别双脚连续跳的百分位数和标准差单位的参考值

单位：s

性别	年龄		C3	C5	C10	C35	C50	C65	C90	C95	C97	-2S	-1S	0S	+1S	+2S
	岁	月														
男	3.0	36～41	4.9	5.2	5.7	7.7	9.1	10.8	15.6	17.7	19.2	4.8	6.2	9.1	14.0	19.9
	3.5	42～47	4.7	4.9	5.4	7.1	8.2	9.7	13.7	15.7	17.1	4.6	5.8	8.2	12.3	17.8
	4.0	48～53	4.5	4.7	5.1	6.5	7.4	8.5	11.8	13.4	14.6	4.4	5.5	7.4	10.6	15.3
	4.5	54～59	4.4	4.6	4.9	6.1	6.8	7.6	11.8	11.5	12.5	4.3	5.2	6.8	9.3	13.1
	5.0	60～64	4.2	4.4	4.7	5.6	6.2	6.9	8.9	10.0	10.8	4.1	4.9	6.2	8.2	11.2
	5.5	65～71	4.0	4.2	4.4	5.2	5.7	6.2	7.8	8.7	9.4	3.9	4.6	5.7	7.2	9.8
	6.0	72～83	3.9	4.0	4.2	5.0	5.4	5.9	7.4	8.2	8.9	3.8	4.4	5.4	6.8	9.3
女	3.0	36～41	5.2	5.5	6.2	8.6	10.1	12.0	17.3	19.9	21.8	5.0	6.9	10.1	15.4	22.8
	3.5	42～47	4.9	5.2	5.7	7.6	8.7	10.1	14.3	16.5	18.1	4.8	6.2	8.7	12.8	19.0
	4.0	48～53	4.7	5.0	5.4	6.9	7.7	8.7	11.9	13.7	15.1	4.6	5.8	7.7	10.8	15.9
	4.5	54～59	4.5	4.7	5.0	6.2	6.8	7.6	10.0	11.4	12.4	4.4	5.4	6.8	9.1	13.0
	5.0	60～64	4.4	4.5	4.9	5.8	6.3	7.0	8.9	10.0	10.9	4.3	5.1	6.3	8.2	11.4
	5.5	65～71	4.2	4.3	4.6	5.4	5.9	6.4	8.0	9.0	9.8	4.1	4.8	5.9	7.4	10.2
	6.0	72～83	4.0	4.2	4.5	5.2	5.6	6.1	7.6	8.6	9.3	4.0	4.7	5.6	7.1	9.7

4.9 网球掷远百分位数标准曲线的建立

4.9.1 网球掷远样本特征值分析

3～6 岁学前儿童各年龄组网球掷远的均值、标准差、偏度和峰度等样本数据如

表 2-37 所示。男、女学前儿童各组偏度系数区间分别为 0.5 ～ 1.7、0.7 ～ 1.9，男女都存在右偏。男、女学前儿童各组峰度系数区间分别为 0.2 ～ 5.2、1.1 ～ 6.4，由此可知，男女各年龄组峰度均为尖峰，且随着年龄增加顶峰越来越平，如女学前儿童从 3 岁到 6 岁峰度由 6.4 变为 1.1。由箱型图（见图 2-33）可以看出男、女学前儿童网球掷远的平均值都随年龄增加而增加，四分位距也随年龄增加而增加。

表 2-37 网球掷远建模数据的均值、偏度和峰度分年龄组分布统计

年龄		男					女				
岁	月	n	均值	标准差	偏度	峰度	n	均值	标准差	偏度	峰度
3.0	36 ～ 41	4 635	3.4	1.5	1.7	5.2	4 988	3.0	1.3	1.9	6.4
3.5	42 ～ 47	8 315	3.8	1.5	1.4	4.3	7 941	3.2	1.1	1.6	5.7
4.0	48 ～ 53	6 549	4.5	1.7	1.2	3.0	6 781	3.7	1.3	1.4	3.6
4.5	54 ～ 59	6 305	5.2	1.9	0.9	1.2	6 109	4.1	1.3	1.1	3.0
5.0	60 ～ 64	6 842	5.9	2.1	0.8	0.9	7 151	4.6	1.4	0.9	2.1
5.5	65 ～ 71	6 050	6.7	2.3	0.7	0.6	5 696	5.2	1.5	0.8	1.3
6.0	72 ～ 83	12 268	7.7	2.6	0.5	0.2	12 231	5.8	1.8	0.7	1.1

注：偏度、峰度正态性检验均具有统计学意义（$P<0.05$）。

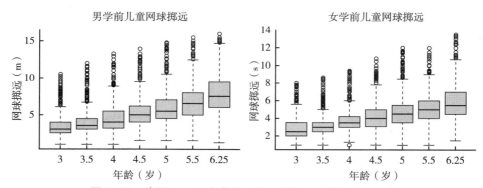

图 2-33 我国 3 ～ 6 岁学前儿童网球掷远建模数据箱型图

4.9.2 网球掷远幂转换系数和模型的选择

运用 lms( ) 函数，得出男、女学前儿童网球掷远幂转换系数 ξ 分别为 1.4978、0.7802，以及各备选分布拟合非一致性 GAMLSS 模型结果的 AIC 值和 SBC 值，通过比较 AIC、SBC 的最小值，男、女学前儿童网球掷远最终选择的最优分布模型均为 BCPEo。

基于 lms( ) 函数得到的初步自由度，微调自由度大小，并比较不同自由度的拟合效果，最终得到男学前儿童参数 μ、σ、ν、τ 的三次样条函数拟合曲线自由度分别为 mu.df=5.34、sigma.df=4.36、nu.df=3.37、tau.df=3.31，总自由度为 16.38；女学前儿童参数 μ、σ、ν、τ 自由度分别为 mu.df=6.36、sigma.df=6.47、nu.df=2.00、 tau.df=4.21，总自由度为 19.04。

4.9.3　网球掷远模型的拟合优度检验

模型效果定性诊断：由图 2-34 可知，男、女学前儿童所建模型的残差核密度估计图曲线出现折线，但形状是中间多两边低，中轴两侧无明显偏移，拟合效果一般；残差 Q-Q 图上的点近似的在一条直线上，但两端有偏离，中间线上也有些偏离，样本残差分位数与正态分布理论分位数吻合一般。

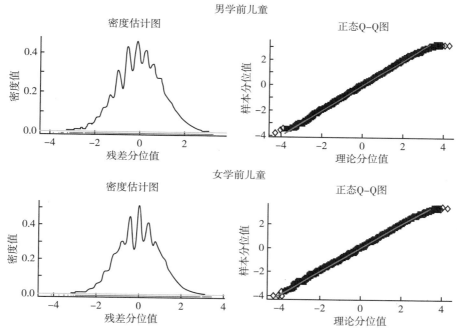

图 2-34　我国 3～6 岁学前儿童网球掷远的拟合曲线残差核密度估计与残差 Q-Q 图

模型效果定量诊断：从残差统计量来看（见表 2-38），男、女学前儿童峰度值分别为 2.9727、2.9826，与标准基本接近，而平均数、方差和偏度的残差均接近正态分布参考标准，Filliben 相关系数均大于临界值。综上所述，男、女学前儿童拟合模型一般，但总体模型符合要求。

表 2-38　网球掷远最优非一致性 GAMLSS 模型残差定量评价指标

参数名称	正态分布参考值	男	女
平均数	0	−0.0011	0.0032
标准差	1	0.9968	1.0001
偏度系数	0	0.0027	0.0032
峰度系数	3	2.9727	2.9826
Filliben 相关系数 Fr	1	0.9963	0.9991

4.9.4 网球掷远分布参数拟合方程

根据上述网球掷远的 GAMLSS 分布模型和参数曲线自由度的结果，各参数拟合曲线的系数如表 2-39 所示。

（1）男学前儿童网球掷远分布模型 BCPEo，参数 μ、σ、ν、τ 拟合方程为：

$\log（\mu）=0.7675+0.0821*cs（Age^{1.4978}, 3.34）$

$\log（\sigma）=-0.8982-0.0121*cs（Age^{1.4978}, 2.36）$

$\nu=-0.1982+0.0401*cs（Age^{1.4978}, 1.37）$

$\log（\tau）=0.4916+0.016*cs（Age^{1.4978}, 1.31）$

（2）女学前儿童网球掷远分布模型 BCPEo，参数 μ、σ、ν、τ 拟合方程为：

$\log（\mu）=-0.0085+0.4393*cs（Age^{0.7802}, 4.36）$

$\log（\sigma）=-0.789-0.1104*cs（Age^{0.7802}, 4.47）$

$\nu=-0.613+0.2473*cs（Age^{0.7802}, 0）$

$\log（\tau）=0.1164+0.134*cs（Age^{0.7802}, 2.21）$

表 2-39　我国 3～6 岁学前儿童网球掷远的 GAMLSS 分布模型参数拟合结果

性别	参数	参数拟合	估值	标准误	t 值	t 检验的 P 值
男	$\log（\mu）$	（Intercept）	0.7670	0.0054	141.6814	0.0000
		cs（Age^mwq$power, df = 3.34）	0.0821	0.0005	172.7991	0.0000
	$\log（\sigma）$	（Intercept）	-0.8982	0.0102	-88.4447	0.0000
		cs（Age^mwq$power, df = 2.36）	-0.0121	0.0009	-13.4378	0.0000
	ν	（Intercept）	-0.1982	0.0308	-6.4301	0.0000
		cs（Age^mwq$power, df = 1.37）	0.0401	0.0028	14.3507	0.0000
	$\log（\tau）$	（Intercept）	0.4916	0.0308	15.9711	0.0000
		cs（Age^mwq$power, df = 1.31）	0.0160	0.0028	5.7523	0.0000
女	$\log（\mu）$	（Intercept）	-0.0085	0.0040	-2.1388	0.0325
		cs（Age^mfwq$power, df = 4.36）	0.4393	0.0013	341.1945	0.0000
	$\log（\sigma）$	（Intercept）	-0.7890	0.0194	-40.5858	0.0000
		cs（Age^mfwq$power, df = 4.47）	-0.1104	0.0058	-18.9183	0.0000
	ν	（Intercept）	-0.6130	0.0618	-9.9199	0.0000
		cs（Age^mfwq$power, df = 0）	0.2473	0.0190	12.9854	0.0000
	$\log（\tau）$	（Intercept）	0.1164	0.0561	2.0736	0.0381
		cs（Age^mfwq$power, df = 2.21）	0.1340	0.0170	7.8949	0.0000

4.9.5 网球掷远百分位数和标准差单位的参考标准

根据上述各参数方程，计算百分位数值和标准差单位，网球掷远百分位数和标准差单位如表 2-40 所示，基于每月的百分位数标准曲线如图 2-35、图 2-36 所示。

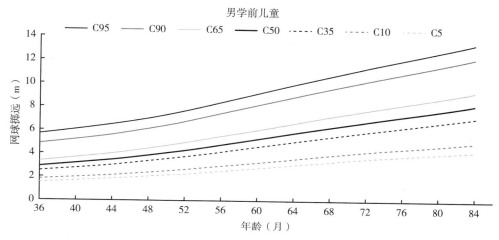

图 2-35　我国 3 ～ 6 岁男学前儿童年龄别网球掷远百分位数标准曲线

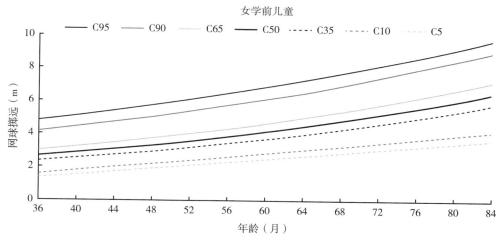

图 2-36　我国 3 ～ 6 岁女学前儿童年龄别网球掷远百分位数标准曲线

基于上述图表数据可知，男、女学前儿童共同特征：网球掷远随年龄增长百分位数标准曲线形状基本相似，C5 与 C95 之间距离均随年龄增加而增加，曲线逐渐加宽；C50 随年龄增加而增加；男、女学前儿童不同特征：男学前儿童百分位数均大于对应的女学前儿童，且随年龄增加差距越来越大，男学前儿童网球掷远成绩随年龄增加提高更快。

表2-40　我国3～6岁学前儿童年龄别网球掷远百分位数和标准差单位的参考值

单位：m

性别	年龄		C3	C5	C10	C35	C50	C65	C90	C95	C97	-2S	-1S	0S	+1S	+2S
	岁	月														
男	3.0	36～41	1.5	1.6	1.9	2.7	3.1	3.6	5.1	6.0	6.6	1.4	2.1	3.1	4.6	7.0
	3.5	42～47	1.7	1.9	2.2	3.1	3.6	4.1	5.7	6.6	7.2	1.6	2.5	3.6	5.2	7.6
	4.0	48～53	2.0	2.2	2.6	3.7	4.2	4.8	6.6	7.5	8.2	1.9	2.9	4.2	6.0	8.5
	4.5	54～59	2.4	2.6	3.0	4.3	4.9	5.6	7.6	8.6	9.3	2.2	3.4	4.9	6.9	9.6
	5.0	60～64	2.7	3.0	3.5	5.0	5.7	6.5	8.7	9.7	10.5	2.6	3.9	5.7	8.0	10.8
	5.5	65～71	3.1	3.5	4.0	5.6	6.5	7.4	9.8	10.9	11.6	3.0	4.5	6.5	9.0	12.0
	6.0	72～83	3.6	4.0	4.6	6.5	7.5	8.5	11.2	12.4	13.2	3.4	5.2	7.5	10.3	13.6
女	3.0	36～41	1.3	1.5	1.7	2.4	2.7	3.1	4.4	5.1	5.6	1.3	1.9	2.7	3.9	5.9
	3.5	42～47	1.6	1.7	2.0	2.7	3.0	3.4	4.6	5.2	5.7	1.5	2.2	3.0	4.1	6.0
	4.0	48～53	1.8	2.0	2.3	3.1	3.5	3.9	5.2	5.9	6.5	1.7	2.5	3.5	4.7	6.8
	4.5	54～59	2.1	2.3	2.7	3.6	4.0	4.4	5.8	6.5	7.1	2.0	2.9	4.0	5.3	7.3
	5.0	60～64	2.4	2.6	3.0	4.0	4.5	5.0	6.5	7.2	7.7	2.3	3.3	4.5	5.9	8.0
	5.5	65～71	2.7	3.0	3.4	4.5	5.0	5.6	7.2	7.9	8.5	2.6	3.7	5.0	6.6	8.7
	6.0	72～83	3.0	3.3	3.7	5.0	5.6	6.3	8.1	8.9	9.4	2.9	4.1	5.6	7.5	9.7

4.10　走平衡木百分位数标准曲线的建立

4.10.1　走平衡木样本特征值分析

3～6岁学前儿童各年龄组走平衡木的均值、标准差、偏度和峰度等样本数据如表2-41所示。走平衡木完成时间的分布状况是：男、女学前儿童各组偏度系数区间分别为2.4～4.7、2.3～5.7，男、女学前儿童都存在较大的右偏；男、女学前儿童各组峰度

表2-41　走平衡木建模数据的均值、偏度和峰度分年龄组分布统计

年龄		男					女				
岁	月	n	均值	标准差	偏度	峰度	n	均值	标准差	偏度	峰度
3.0	36～41	4 635	18.3	14.4	2.4	9.7	4 988	18.8	15.6	3.0	18.9
3.5	42～47	8 315	16.2	12.2	2.6	12.5	7 941	16.7	12.5	2.3	9.3
4.0	48～53	6 549	13.4	10.0	2.7	14.4	6 781	13.2	9.7	2.8	13.5
4.5	54～59	6 305	10.5	7.6	3.2	18.6	6 109	10.7	7.9	3.1	17.1
5.0	60～64	6 842	8.9	6.8	3.6	22.9	7 151	9.1	6.4	3.3	18.5
5.5	65～71	6 050	7.2	5.0	3.3	18.2	5 696	7.3	5.1	3.6	20.7
6.0	72～83	12 268	6.1	4.6	4.1	16.9	12 231	6.5	4.6	5.7	32.2

系数区间分别为 9.7 ～ 22.9、9.3 ～ 32.2，由此可知男、女学前儿童各年龄组存在很尖的顶峰。所以运用 GAMLSS 模型进行建模是恰当有效的。由箱型图（见图 2-37）可以看出男、女学前儿童走平衡木的平均值都随年龄增加而增加，分位距也随年龄增加而增加。

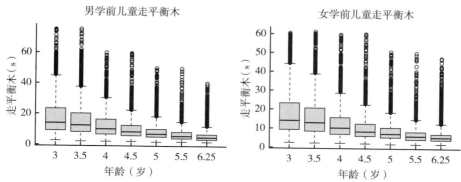

图 2-37　我国 3 ～ 6 岁学前儿童走平衡木建模数据箱型图

4.10.2　走平衡木幂转换系数和模型的选择

运用 lms( ) 函数，得出男、女学前儿童走平衡木幂转换系数 ζ 分别为 1.4999、0.4808，以及各备选分布拟合非一致性 GAMLSS 模型结果的 AIC 值和 SBC 值，通过比较 AIC、SBC 的最小值，男、女学前儿童走平衡木最终选择的最优分布模型都是 BCPEo。

基于 lms( ) 函数得到的初步自由度，微调自由度大小，并比较不同自由度的拟合效果，最终得到男学前儿童参数 μ、σ、ν、τ 的三次样条函数拟合曲线自由度分别为 mu.df=5.75、sigma.df=2.51、nu.df=2.42、tau.df=2.53，总自由度为 13.2；女学前儿童参数 μ、σ、ν、τ 自由度分别为 mu.df=6.3、sigma.df=7.0、nu.df=2.2、tau.df=4.13，总自由度为 19.63。

4.10.3　走平衡木模型的拟合优度检验

模型效果定性诊断：由图 2-38 可知，男、女学前儿童所建模型残差核密度估计图近似正态分布；残差 Q-Q 图上的点近似的在一条直线上（右端部分除外），样本残差分位数与正态分布理论分位数吻合一般。

模型效果定量诊断：从残差统计量来看（见表 2-42），男、女学前儿童峰度值分别为 2.9528、2.9751，与标准基本接近，而平均数、方差和偏度的残差均非常接近正态分布参考标准，Filliben 相关系数均大于临界值。综上所述，模型拟合较好。

表 2-42　走平衡木最优非一致性 GAMLSS 模型残差定量评价指标

参数名称	正态分布参考值	男	女
平均数	0	−0.0029	−0.0015
标准差	1	0.9987	0.9974
偏度系数	0	0.0076	0.0078

参数名称	正态分布参考值	男	女
峰度系数	3	2.9528	2.9751
Filliben 相关系数 Fr	1	0.9996	0.9994

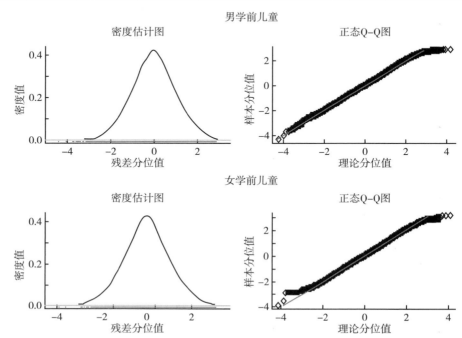

图 2-38　3～6 岁学前儿童走平衡木 BCT 模型的残差核密度估计图与残差 Q-Q 图

4.10.4　走平衡木分布参数拟合方程

根据上述走平衡木的 GAMLSS 分布模型和参数曲线自由度的结果，各参数拟合曲线的系数如表 2-43 所示。

（1）男学前儿童平衡木分布模型 BCPEo，μ、σ、v、τ 的参数方程分别为：

$$\log(\mu)=3.2014-1.071*cs(Height^{1.4999}，3.75)$$

$$\log(\sigma)=-0.3028-0.0308*cs(Height^{1.4999}，0.51)$$

$$v=0.082-0.0434*cs(Height^{1.4999}，0.42)$$

$$\log(\tau)=1.2172-0.0257*cs(Height^{1.4999}，0.53)$$

表 2-43　我国 3～6 岁学前儿童走平衡木的 GAMLSS 分布模型参数拟合结果

性别	参数	参数拟合	估值	标准误	t 值	t 检验的 P 值
男	$\log(\mu)$	（Intercept）	3.2014	0.0101	316.8516	0.0000
		cs（Age^mphm$power，df = 3.75）	−0.1071	0.0008	−128.2398	0.0000

续表

性别	参数	参数拟合	估值	标准误	t 值	t 检验的 P 值
男	$\log(\sigma)$	（Intercept）	−0.3028	0.0102	−29.5763	0.0000
		cs（Age^mphm$power, df = 0.51）	−0.0308	0.0010	−32.2926	0.0000
	ν	（Intercept）	0.0820	0.0217	3.7860	0.0002
		cs（Age^mphm$power, df = 0.42）	−0.0434	0.0021	−21.0137	0.0000
	$\log(\tau)$	（Intercept）	1.2172	0.0413	29.4853	0.0000
		cs（Age^mphm$power, df = 0.53）	−0.0257	0.0037	−7.0366	0.0000
女	$\log(\mu)$	（Intercept）	5.3098	0.0250	212.5449	0.0000
		cs（Age^mfphm$power, df = 4.3）	−1.5229	0.0115	−132.9999	0.0000
	$\log(\sigma)$	（Intercept）	0.4184	0.0263	15.8875	0.0000
		cs（Age^mfphm$power, df = 5）	−0.5072	0.0127	−40.0474	0.0000
	ν	（Intercept）	0.8502	0.0566	15.0293	0.0000
		cs（Age^mfphm$power, df = 0.2）	−0.5800	0.0275	−21.1264	0.0000
	$\log(\tau)$	（Intercept）	2.0275	0.1054	19.2413	0.0000
		cs（Age^mfphm$power, df = 2.13）	−0.5466	0.0492	−11.1110	0.0000

（2）女学前儿童平衡木分布模型 BCPEo，μ、σ、ν、τ 的参数方程分别为：

$\log(\mu) = 5.3098 - 1.5229 * cs（Height^0.4808, 4.3）$

$\log(\sigma) = 0.4184 - 0.5072 * cs（Height^0.4808, 5.0）$

$\nu = 0.8502 - 0.584 * cs（Height^0.4808, 0.2）$

$\log(\tau) = 2.0275 - 0.5466 * cs（Height^0.4808, 2.13）$

4.10.5 走平衡木百分位数和标准差单位的参考标准

根据上述各参数方程，计算百分位数值和 Z 分值，走平衡木百分位数和标准差单位的参考标准如表 2-44 所示，基于每月的百分位数标准曲线如图 2-39、图 2-40 所示。

表 2-44 我国 3～6 岁学前儿童年龄别走平衡木百分位数和标准差单位的参考值

单位：s

性别	年龄		C3	C5	C10	C35	C50	C65	C90	C95	C97	−2S	−1S	0S	+1S	+2S
	岁	月														
男	3.0	36～41	5.1	5.6	6.6	10.9	14.4	19.2	35.2	43.6	49.8	4.9	7.6	14.4	29.4	53.2
	3.5	42～47	4.8	5.2	6.1	9.7	12.6	16.6	30.2	37.7	43.5	4.6	6.9	12.6	25.2	46.6
	4.0	48～53	4.2	4.6	5.3	8.2	10.5	13.5	24.5	30.9	35.9	4.0	6.0	10.5	20.4	38.7
	4.5	54～59	3.6	3.9	4.5	6.8	8.5	10.8	19.3	24.6	28.8	3.5	5.0	8.5	16.1	31.3
	5.0	60～64	3.1	3.4	3.8	5.7	7.0	8.8	15.5	19.9	23.5	3.0	4.3	7.0	12.9	25.7
	5.5	65～71	2.7	2.9	3.3	4.8	5.8	7.2	12.6	16.2	19.4	2.6	3.7	5.8	10.5	21.3
	6.0	72～83	2.4	2.6	2.9	4.1	4.8	5.9	10.0	13.0	15.7	2.4	3.2	4.8	8.4	17.5

性别	年龄		C3	C5	C10	C35	C50	C65	C90	C95	C97	−2S	−1S	0S	+1S	+2S
	岁	月														
女	3.0	36～41	5.1	5.6	6.6	11.1	14.7	19.7	35.9	44.2	50.2	4.8	7.6	14.7	30.2	53.4
	3.5	42～47	4.8	5.3	6.2	10.0	13.0	17.1	31.1	39.1	45.2	4.6	7.1	13.0	25.9	48.6
	4.0	48～53	4.3	4.7	5.4	8.4	10.5	13.4	23.8	30.2	35.4	4.1	6.1	10.5	19.9	38.3
	4.5	54～59	3.7	4.1	4.7	7.0	8.6	10.8	18.8	24.1	28.5	3.6	5.3	8.6	15.7	31.1
	5.0	60～64	3.3	3.6	4.1	6.0	7.3	9.0	15.5	19.9	23.7	3.2	4.6	7.3	12.9	26.0
	5.5	65～71	2.9	3.1	3.5	5.0	6.0	7.3	12.3	15.7	18.7	2.8	3.9	6.0	10.4	20.5
	6.0	72～83	2.6	2.8	3.2	4.4	5.3	6.3	10.6	13.7	16.5	2.5	3.5	5.3	8.9	18.2

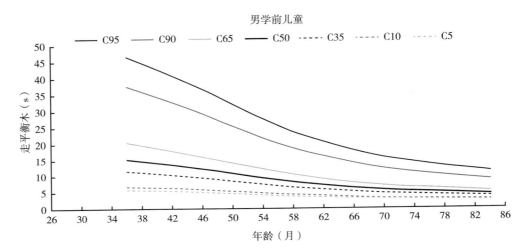

图 2-39　我国 3～6 岁男学前儿童年龄别走平衡木百分位数标准曲线

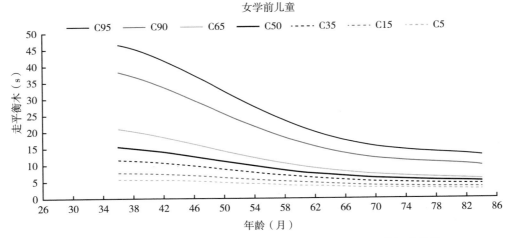

图 2-40　我国 3～6 岁女学前儿童年龄别走平衡木百分位数标准曲线

由上述图表数据可知，男、女学前儿童共同特征为走平衡木随年龄增长百分位数标准曲线形状基本相似，C5 与 C95 之间距离随年龄增加而减小，且 C90～C50 > C50～C5，右偏很明显；C50 随年龄增加而减小，3～5 岁减幅大，降幅快，而 5～6 岁减幅小、曲线平缓，由此可知 3～5 岁是学前儿童走平衡木成绩快速提高期。男、女学前儿童不同特征为女学前儿童走平衡木时间略大于男学前儿童。

4.11　百分位数标准曲线的一致性应用检验

建模过程中笔者对模型的拟合优度进行了定性与定量两方面检验，检验结果良好。同时，考虑到参考标准是为了今后使用，所以使用了最新的 2018—2019 年所测数据对所建百分位数标准曲线模型进行回代检验，目的是比较模型在实践中的评价结果与客观数据差错率，从而验证新建标准的有效性。

本研究根据 2018 年 4 月—2019 年 6 月对北京市、浙江省测试的 5 154 名学前儿童（BZYC 测试）以及 2019 年 9—12 月对四川省、云南省测试（YSYC 测试）的 4 547 名学前儿童（共 9 701 名）相关体质数据（见表 2-45），对所建体质指标百分位数标准曲线进行回代检验。

按照建立百分位数标准曲线的方法，统计样例的百分位数为 C10、C35、C65 和 C90 以下的百分数（见表 2-46、表 2-47）。研究表明各指标差距范围：身高标准体重，男（-1.1%～1.3%）、女（-0.7%～1.5%）；身高，男（-1.0%～1.1%）、女（-0.8%～0.6%）；体重，男（-0.9%～0.9%）、女（-1.1%～1.1%）；BMI，男（-1.5%～1.0%）、女（-1.1%～1.8%）；坐位体前屈，男（-1.5%～1.2%）、女（-3.3%～1.8%）；10 米折返跑，男（-1.4%～1.8%）、女（-1.8%～1.8%）；立定跳远，男（-1.7%～1.7%）、女（-3.4%～2.9%）；双脚连续跳，男（-1.5%～1.6%）、女（-1.5%～2.4%）；网球掷远，男（-1.6%～1.9%）、女（-1.8%～2.1%）；走平衡木，男（-2.5%～1.6%）、女（-1.6%～2.4%）。由此可知，各年龄组差错率都在 5% 以下，进一步统计所有差错率，发现差错率在 1% 以内的达到了 80%。相关研究表明：吻合程度越高，其差错率越低，说明新制定的评分标准一致性越高[155-159]。本研究结果说明所建模型百分位数标准曲线下所估计的样本例数与理论期例数非常接近，符合建模使用要求[160, 161]。

表 2-45 北京、浙江、云南和四川调研数据样本特征值

性别	省名	年龄组	样本量（n）	身高（cm）	体重（kg）	坐位体前屈（cm）	坐高（cm）	立定跳远（cm）	网球掷远（m）	10米折返跑（s）	走平衡木（s）	双脚连续跳（s）	BMI
男	北京	3 岁	316	102.6	16.4	11.3	59.0	76.0	3.5	7.9	8.0	7.5	15.6
		4 岁	337	108.7	18.2	10.6	61.6	95.5	4.8	7.0	5.3	5.8	15.4
		5 岁	325	115.4	20.6	9.7	64.5	113.0	6.5	6.4	3.7	4.9	15.5
		6 岁	339	120.5	22.6	9.6	66.9	121.0	8.0	6.1	3.0	4.7	15.6
	浙江	3 岁	305	102.2	16.6	11.9	58.9	60.0	3.5	8.6	15.9	9.6	15.9
		4 岁	341	107.7	18.1	11.3	61.2	80.0	4.5	7.6	9.6	7.2	15.6
		5 岁	354	114.4	20.3	10.0	64.1	101.0	6.0	6.8	5.2	5.7	15.5
		6 岁	346	119.9	22.6	9.2	66.5	110.0	7.5	6.4	4.2	5.2	15.7
	云南	3 岁	267	100.1	15.3	9.4	57.7	68.0	3.5	8.7	13.5	7.9	15.3
		4 岁	292	104.5	16.6	9.0	59.7	83.0	5.0	7.4	8.6	6.7	15.2
		5 岁	293	111.6	18.4	7.9	62.7	102.0	7.0	6.7	6.3	5.9	14.9
		6 岁	285	116.9	20.5	8.0	65.2	110.0	9.0	6.2	4.3	5.3	15.0
	四川	3 岁	276	101.4	15.9	10.5	58.0	52.0	3.0	8.9	16.3	9.8	15.5
		4 岁	292	107.0	17.5	9.4	60.4	74.0	4.3	7.7	12.3	8.0	15.3
		5 岁	289	113.6	19.6	9.0	63.8	90.0	6.0	7.1	8.2	6.6	15.2
		6 岁	283	119.0	21.7	8.0	65.8	100.0	7.0	6.6	5.5	5.8	15.4
女	北京	3 岁	304	101.8	16.1	13.4	58.3	75.0	3.0	8.1	8.2	7.2	15.5
		4 岁	326	107.3	17.6	13.0	60.7	92.0	4.0	7.1	5.5	5.7	15.3
		5 岁	309	113.8	19.7	13.7	63.7	109.0	5.0	6.5	3.7	4.8	15.2
		6 岁	317	119.5	21.9	13.9	65.9	114.0	6.0	6.3	3.2	4.7	15.3
	浙江	3 岁	289	100.5	15.7	13.0	57.9	59.0	3.0	8.9	16.6	10.0	15.5
		4 岁	311	105.6	17.2	13.0	59.9	74.0	3.5	8.0	10.4	7.3	15.4
		5 岁	326	113.0	19.6	13.0	63.4	94.0	4.5	7.0	5.6	5.7	15.3
		6 岁	309	118.7	21.8	12.3	65.8	100.0	5.5	6.7	4.5	5.3	15.5
	云南	3 岁	271	99.0	14.8	11.0	56.8	64.0	3.0	8.9	13.9	8.5	15.1
		4 岁	279	104.0	16.2	10.7	59.2	77.0	4.0	7.8	8.9	6.8	15.0
		5 岁	280	110.4	17.9	10.8	62.0	92.0	5.0	6.8	6.7	5.9	14.8
		6 岁	294	116.0	20.5	10.5	64.2	102.0	6.0	6.6	4.8	5.3	15.2
	四川	3 岁	275	99.0	15.2	12.2	56.8	50.0	2.5	9.4	18.0	10.5	15.4
		4 岁	289	105.7	16.7	12.6	59.9	70.0	3.5	8.2	12.4	8.1	14.9
		5 岁	293	112.0	18.6	12.2	62.5	82.0	4.5	7.4	8.2	6.4	14.8
		6 岁	289	117.2	20.6	12.2	64.8	90.0	5.0	7.0	6.2	5.8	15.0

表 2-46　回代检验：身高标准体重百分位数标准曲线下的样例百分数与理论百分数对比

理论百分位数（%）	男学前儿童样例百分数（%）				女学前儿童样例百分数（%）			
	3 岁	4 岁	5 岁	6 岁	3 岁	4 岁	5 岁	6 岁
10	10.3	9.6	9.7	10.4	9.3	9.6	9.7	10.1
35	34.7	34.7	36.3	35.7	35.8	36.3	35.5	35.3
65	64.2	63.9	66.1	65.3	65.7	65.3	66.5	65.7
90	90.9	90.9	89.7	89.7	91.3	90.8	91.0	89.9

表 2-47　回代检验：身高等指标百分位数标准曲线下的样例百分数与理论百分数一览表

项目	理论百分位数（%）	男学前儿童样例百分数（%）							女学前儿童样例百分数（%）						
		3.0 岁	3.5 岁	4.0 岁	4.5 岁	5.0 岁	5.5 岁	6.0 岁	3.0 岁	3.5 岁	4.0 岁	4.5 岁	5.0 岁	5.5 岁	6.0 岁
身高	10	9.9	9.4	9.2	10.4	9.6	9.1	9.4	10.1	9.5	9.8	10.1	10.6	10.0	10.2
	35	35.3	34.5	35.3	35.4	35.5	35.8	35.9	35.0	34.9	34.6	35.3	34.7	34.5	35.6
	65	64.3	65.4	66.1	65.1	65.0	64.7	65.2	65.5	65.4	65.0	64.5	65.5	65.5	65.0
	90	89.0	90.1	90.2	89.6	90.0	90.3	90.0	89.2	90.1	90.5	90.0	90.2	89.9	89.7
体重	10	9.5	10.0	9.9	9.6	10.0	9.8	9.7	10.1	9.1	10.6	9.8	9.7	10.3	9.6
	35	34.9	35.7	35.5	34.5	35.1	35.7	35.0	36.0	34.8	35.3	34.5	34.8	34.5	35.2
	65	64.5	65.7	65.7	65.4	65.9	65.7	65.2	64.4	64.9	66.1	64.6	65.5	63.9	66.0
	90	89.8	89.9	90.6	90.1	89.3	89.1	89.3	89.9	90.3	90.1	89.4	90.2	89.3	89.7
BMI	10	9.9	9.9	9.3	9.7	9.2	9.6	9.2	9.1	9.6	10.0	10.1	9.6	10.4	9.3
	35	34.5	35.6	34.9	35.4	35.6	35.9	35.5	36.6	34.7	35.3	34.4	36.4	36.0	35.4
	65	65.3	64.9	65.1	65.9	65.7	65.6	66.0	65.5	63.9	65.7	63.9	66.8	65.5	65.5
	90	89.7	90.0	89.5	89.9	89.6	89.2	88.5	89.9	89.9	89.8	89.8	89.9	88.9	89.0
坐位体前屈	10	10.7	10.6	10.3	9.7	10.9	10.7	9.9	11.1	10.5	10.3	10.5	10.9	10.9	11.8
	35	34.8	34.9	34.8	35.2	36.2	35.0	34.7	34.5	34.2	34.0	33.3	34.9	35.4	35.0
	65	63.7	63.5	64.0	64.3	64.0	64.4	65.2	64.6	63.1	64.1	61.8	61.7	62.6	64.1
	90	89.6	90.0	90.4	90.7	89.9	89.6	90.1	90.6	90.3	90.8	89.2	89.8	89.9	90.4
10 米折返跑	10	9.5	10.4	9.6	10.8	9.3	8.6	9.0	9.4	10.2	9.3	9.1	9.9	8.2	8.4
	35	34.6	36.8	36.2	35.7	35.2	35.8	35.3	34.1	36.1	35.5	36.7	36.6	34.6	36.8
	65	65.2	64.9	64.8	64.5	64.2	64.6	64.3	65.6	65.9	64.1	66.1	65.6	66.8	65.6
	90	89.4	90.0	89.2	90.3	89.3	89.8	89.8	89.6	90.2	90.4	90.4	89.7	89.7	89.8
立定跳远	10	11.7	11.5	10.4	10.8	9.7	9.3	9.4	9.8	9.1	9.8	10.0	10.7	10.3	10.0
	35	34.4	35.8	35.1	35.3	35.2	34.9	34.0	36.5	34.8	34.0	33.5	35.2	33.4	36.1
	65	64.8	63.5	66.3	65.9	65.4	63.3	63.5	67.9	61.6	64.9	64.2	65.4	66.3	66.1
	90	88.6	91.1	89.2	89.4	90.8	89.7	89.0	89.8	90.0	90.3	90.9	89.1	89.2	90.6

项目	理论百分位数（%）	男学前儿童样例百分数（%）							女学前儿童样例百分数（%）						
		3.0岁	3.5岁	4.0岁	4.5岁	5.0岁	5.5岁	6.0岁	3.0岁	3.5岁	4.0岁	4.5岁	5.0岁	5.5岁	6.0岁
双脚连续跳	10	10.0	9.6	10.1	9.1	9.1	10.4	10.0	10.1	10.1	10.1	9.1	8.6	9.7	8.8
	35	34.8	36.3	36.0	36.0	36.6	35.3	36.2	34.7	34.7	35.1	35.5	37.4	36.6	36.9
	65	65.8	65.9	65.2	65.9	65.9	65.9	64.0	66.0	65.8	65.1	65.4	65.5	66.6	64.9
	90	89.5	89.1	88.7	89.9	88.5	88.9	89.7	89.1	89.3	89.2	89.8	88.5	89.3	88.7
网球掷远	10	11.3	10.1	10.3	9.3	10.1	11.7	9.7	9.5	8.9	10.1	10.9	9.6	8.2	9.6
	35	34.8	34.9	34.8	35.5	36.2	35.8	34.1	34.7	36.2	35.4	36.8	34.6	33.2	35.9
	65	64.6	63.4	64.7	64.7	64.5	64.6	64.2	66.8	63.6	63.8	64.4	64.6	65.5	64.4
	90	89.3	90.6	91.4	91.9	89.3	89.9	91.5	88.9	92.1	90.9	89.9	88.7	91.0	91.5
走平衡木	10	11.6	10.3	9.4	10.9	10.1	10.3	9.6	9.8	10.0	9.9	9.8	9.5	10.6	10.1
	35	36.3	35.1	33.7	35.1	33.4	36.2	34.9	35.6	35.2	34.8	36.4	33.4	36.2	34.7
	65	64.6	64.7	64.2	66.6	65.5	66.1	64.8	64.5	65.9	66.7	67.4	65.3	66.3	65.5
	90	91.5	89.9	87.5	90.1	90.6	89.5	89.1	89.4	89.6	89.7	89.6	89.4	90.3	90.0

⑤ 讨论与分析

5.1 GAMLSS 百分位数标准曲线的研制思路

5.1.1 两次测量数据混合建模的依据

根据类似体质标准制定的研究可知，为了提高研究结果的可靠性，一般需要大样本量来支撑。如果以 1 岁为组别制定身高标准体重，每组位于身高两端的样本量往往较少，样本量的不足将影响建模结果的可靠性。因此，本研究将 2010 年和 2014 年两次测量数据组合在一起作为参照人群进行建模，这种组合基于文献和统计学原理两方面原因。①文献依据：有不少类似标准制定的样本量来源于时间跨度较大的几个独立研究，有的甚至达到十年以上。例如 WHO 于 2006 年公布的关于 0 ～ 5 岁儿童生长发育的生长参考标准[162]，其建模数据是基于 1997 年 7 月至 2003 年 12 月跨度超过 6 年的监测数据，测量地区为巴西、加纳、印度、挪威、阿曼和美国 6 个国家；美国 CDC 在 2000 年将 1963 年至 1994 年收集的五项全国健康检查调查数据和五个增补数据组合，依此建立了一套儿童生长标准图表；美国国家高血压教育项目儿童和青少年高血压工作组制定的儿童青少年血压参考标准，其参照人群也来源于 11 个独立研究[163]。中国儿童血压标准制定的数据来源于 2000 年 1 月 1 日至 2009 年 6 月 30 日共 10 年间 11 个独立的儿童血压横断面调查研究数据[164]。②统计学依据：参照有关运用效应量来判断独立样本平均数差异大小的方法[165, 166]，通过比较 2010 年与 2014 年各指标平均值差异的效应量大小发现（见表 2-48、表 2-49）男学前儿童各指标效应量大小区间为 0.01～0.12，女学前儿童各指标效应量大小区间为 0.01～0.14。按照 J. 科恩（J. Cohen）（1992）的判断标准，$d = 0.2$ 为低效果，$d = 0.5$ 为中等程度的效果，$d = 0.8$ 为高效果[167]。2010 年与 2014 年两次测量数据平均值差异的效应量比较小，两次数据可以组合在一起作为参照人群。

表 2-48　我国 3～6 岁男学前儿童各体质指标 2010 年与 2014 年对比效应量统计表

年度	特征值	身高（cm）	体重（kg）	BMI（kg/m²）	坐位体前屈（cm）	网球掷远（m）	双脚连续跳（s）	走平衡木（s）	10 米折返跑（s）	立定跳远（cm）
2010 年	n	25,576	25,576	25,576	25,576	25,576	25,576	25,576	25,576	25,576
	均值	110.13	19.37	15.84	9.49	5.66	7.55	10.62	7.69	85.74
	标准差	8.45	4.07	1.81	4.34	2.60	3.15	9.70	1.51	25.57
2014 年	n	25,381	25,381	25,381	25,381	25,381	25,381	25,381	25,381	25,381
	均值	110.86	19.61	15.82	9.47	5.58	7.26	10.89	7.72	87.36
	标准差	8.46	4.12	1.83	4.31	2.54	3.03	9.67	1.58	25.33
效应量（d）		0.09	0.06	0.01	0.01	0.03	0.09	0.03	0.02	0.06

表 2-49　我国 3～6 岁女学前儿童各体质指标 2010 年与 2014 年对比效应量统计表

年度	特征值	身高（cm）	体重（kg）	BMI（kg/m²）	坐位体前屈（cm）	网球掷远（m）	双脚连续跳（s）	走平衡木（s）	10 米折返跑（s）	立定跳远（cm）
2010 年	n	25,583	25,583	25,583	25,583	25,583	25,583	25,583	25,583	25,583
	均值	108.78	18.41	15.46	11.86	4.39	7.71	10.98	8.02	79.65
	标准差	8.33	3.60	1.70	4.12	1.77	3.18	10.17	1.57	23.10
2014 年	n	25,321	25,321	25,321	25,321	25,321	25,321	25,321	25,321	25,321
	均值	109.49	18.63	15.44	11.69	4.43	7.44	11.10	8.04	82.05
	标准差	8.35	3.65	1.69	4.18	1.78	3.11	9.61	1.61	23.15
效应量（d）		0.08	0.06	0.01	0.04	0.02	0.09	0.01	0.01	0.10

5.1.2　身高别体重按年龄分组原因

3～6 岁学前儿童处于生长发育的敏感期，受年龄因素的影响，不同年龄阶段学前儿童相同身高对应体重不同，3～6 岁学前儿童随着年龄增加，体重增幅落后于身高增幅。例如本研究建模原始数据中（见表 2-1），身高 108～110cm 组中 3 岁学前儿童体重平均数为 19kg，6 岁学前儿童平均数为 17.8kg，相差 1.2kg。而"2003 年版标准"是把 3 ～ 6 岁学前儿童放在一组，其制定的身高 108 ～ 108.9cm 组评分标准，对应体重区间 15.6kg ≤ 体重 ≤ 16.3kg 评为 3 分、体重低于 15.6kg 评为 1 分、体重高于 16.3kg 评为 5 分，体重差为 0.9kg 得分差距 4 分。因此，为了提高参考标准的有效性，本研究按 3 岁、4 岁、5 岁、6 岁 4 个年龄组分别制定身高别体重标准。研究结果也证实了年龄分组的合理性（见表 2-4）：如身高组 108 ～ 110cm，3 岁、4 岁、5 岁和 6 岁学前儿童对应的标准体重第 50 位百分位数分别是 18.6kg、18.4kg、17.9kg 和 17.2kg，3 岁与 6 岁学前儿童相差 1.4kg。由此可知，3 ～ 6 岁放在一组制定的标准将导致误差，所以应该按年龄分组制定身高别标准体重。

5.1.3 GAMLSS 模型在方法学方面的优势

随着统计学的不断发展和计算机科学日新月异，百分位数标准曲线的制定方法更加先进与规范。目前国际上最新的方法是运用 GAMLSS 模型构建百分位数标准曲线，该模型能提供多种分布模型（BCCG、BCPE、BCT 和 NO 等），可拟合不同的反应变量，且能同时处理多个参数（中位数、标准差、偏度和峰度）。GAMLSS 模型能有效转换存在偏度和峰度的数据，不但解决了非正态分布问题，而且能对百分位数标准曲线进行平滑处理。该模型利用原始数据可以产生任意百分位和 Z 分值曲线，允许计算个体测量值的标准离差值（Z 分），对极端百分位的估计也更加精确。我国学前儿童体质包括身体形态、身体机能和身体素质等系列单项体质指标，监测得到的各指标数据普遍存在不同程度偏度、峰度现象，有效处理该类数据正是 GAMLSS 模型的优势，体质单项指标数据与 GAMLSS 模型结合成为一种必然，因此，本研究采用 GAMLSS 模型构建我国 3 ～ 6 岁学前儿童各单项体质指标的百分位数标准曲线，拟合效果非常理想。

5.2 本研究百分位数标准曲线与"2003 年版标准"对比

5.2.1 本研究标准在理论与方法方面优化了"2003 年版标准"

对本研究建立的单项指标百分位数标准曲线和"2003 年版标准"[168] 等级划分的百分位数进行比较发现：本研究标准改善了"2003 年版标准"在年龄纵向无连续性评价和同年龄点横向维度上只有有限的百分位数等方面的不足，使用本研究标准可进行个性化评价。即本研究标准是任意的连续性百分位数标准曲线，"2003 年版标准"是离散型百分位数。现以男学前儿童 10 米折返跑为例（见图 2-41），具体如下。

（1）本研究标准中所有年龄的参考标准是以连续性的光滑曲线形式呈现，在年龄纵向维度上提供了任意年龄点的百分位数参考值，如年龄以"日""月"为单位的参考

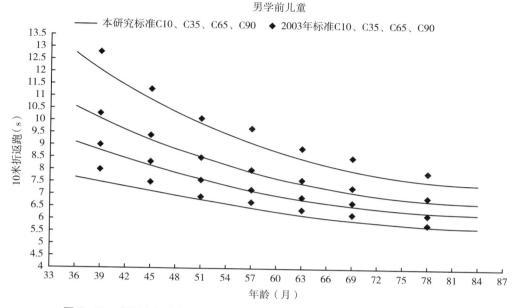

图 2-41 本研究标准与"2003 年版标准"10 米折返跑成绩百分位数对比

注：图中 4 条光滑曲线为本研究标准的 C10、C35、C65、C90 四条曲线；"◆"为"2023 年版标准"的 C10、
C35、C65、C90 百分位数，"2023 年版标准"横坐标是 7 个离散型时间点，故其每一个百分位数对应只有
7 个点，而非连续性的曲线。

标准，能体现学前儿童生理机能随年龄增加而快速变化的特点；而"2003 年版标准"只提供了 3 岁、3.5 岁、4 岁、4.5 岁、5 岁、5.5 岁和 6 岁共 7 个年龄组的百分位数参考值，其无法区分不同月龄的体质差异，如将 6 岁 1 月与 6 岁 12 月的学前儿童放在同一个组内进行评分，忽略了同年龄不同月龄学前儿童生理变化的特点。

（2）本研究标准曲线平滑，误差较小；而"2003 年版标准"波动较大，各年龄间变化不稳定，尤其是高位和低位百分位数，如 C95、C5。

（3）本研究标准是基于正态分布的概率密度函数计算的百分位数，概率密度函数是连续性函数，在年龄横截面上是任意百分位数的值，如 C1.01、C2、……、C99.99 和 C100 等无数的百分位数；而"2003 年版标准"只提供了 4 个有限数量的百分位数。由此，本研究标准在横截面上也是连续性评价标准。

（4）本研究制定的百分位数标准曲线，除了可以对个体精准评分，也可以作为等级评分的临界值划分基础，如把 C35、C65、C90 作为不及格、合格、良好和优秀的临界点（或线），研究结果兼顾了个性化与等级两种评分。更为重要的是，临界线还可以用于正常、健康和健康预警等体质健康标准的划分，如可以根据身高标准体重的百分位数标准曲线划分正常体重与超重、肥胖的分界线。国内外也有类似研究，如我国卫生部以我国 9 个省会城市调查数据为参照，制定了我国省会城市 7 岁以下儿童的身高标准体重百分位数和标准差单位的曲线标准，并把 +1SD、+2SD 分别作为超重、肥胖的分界线[169, 170]。美国 CDC[171] 按照用 GAMLSS 模型（BCCG 分布）制定的 2～20 岁儿童青少年生长图表，将 BMI ≥ C95 定义为肥胖的分界线、将 BMI ≥ C85 定义为超重的分界线。再如国内《中华 –05》骨龄标准专家组根据其制定的骨龄别 BMI 指数百分位数标准曲线，把 18 岁时 BMI 等于 24kg/m²、28kg/m² 的百分位数标准曲线作为 3～18 岁儿童青少年的超重、肥胖分界线。

（5）本研究身高别体重分年龄制定参考标准，相对"2003 年版标准"把 3～6 岁放在同一组别，体现了身高与体重在不同年龄之间非等速发展的生理特点，因为体重与身高的关系随着年龄和成熟状态的变化而变化，在给定的身高上，特定的百分位数对应的体重对所有年龄并不相同，因此给定的身高别体重百分位数根据年龄而不同[172, 173]。

5.2.2　本研究百分位数标准曲线在应用上的差异分析

对比研究发现，本研究标准与"2003 年版标准"普遍存在差异，如图 2-42 所示，其中身高别体重指标使用的是标准差，其余指标使用的是百分位数。对比发现：①在身高别体重指标方面，以 6 岁为例，男学前儿童本研究标准和"2003 年版标准"的 +S、–S 均存在交叉现状，两个标准差异较大，"2003 年版标准"不够光滑稳定；女学前儿童两个标准的 +S 比较吻合，–S 本研究标准小于"2003 年版标准"；②在身高指标方面，男、女学前儿童本研究标准均大于"2003 年版标准"，如男、女学前儿童各年龄组 C65 新标准分别比"2003 年版标准"大 2.3～4.3cm、1.9～3.4cm；③在坐位体前屈指标方面，男、女学前儿童本研究标准略大于"2003 年版标准"，差异较小，如男、女

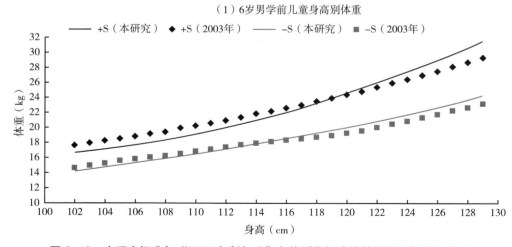

图 2-42　本研究标准与"2003 年版标准"各体质指标成绩的百分位数对比（1）

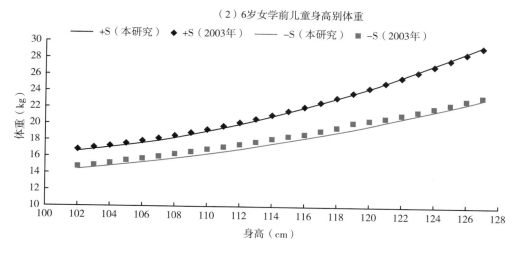

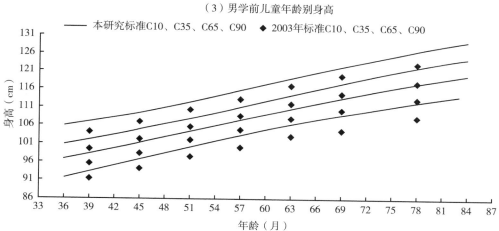

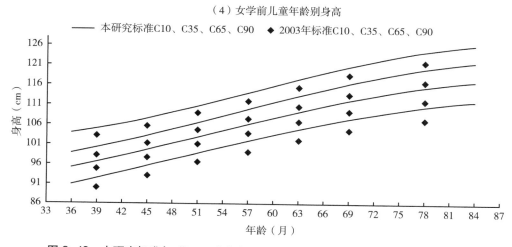

图 2-42　本研究标准与"2003 年版标准"各体质指标成绩的百分位数对比（2）

（5）男学前儿童年龄别坐位体前屈

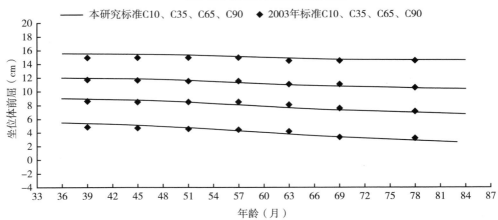

（6）女学前儿童年龄别坐位体前屈

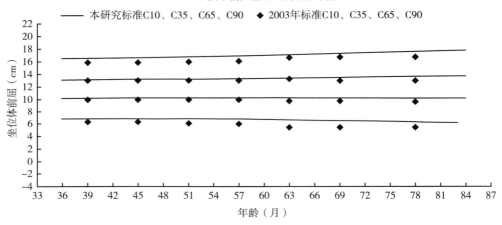

（7）男学前儿童年龄别10米折返跑

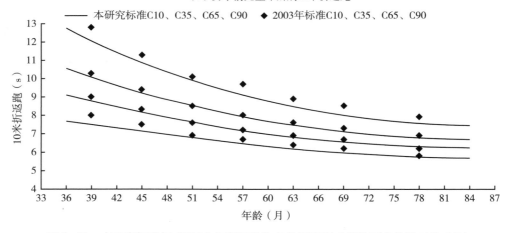

图2-42 本研究标准与"2003年版标准"各体质指标成绩的百分位数对比（3）

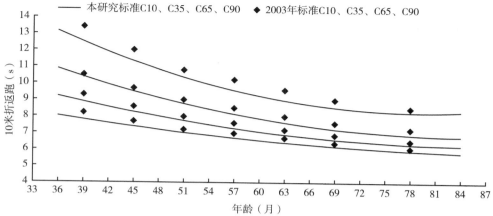

（8）女学前儿童年龄别10米折返跑

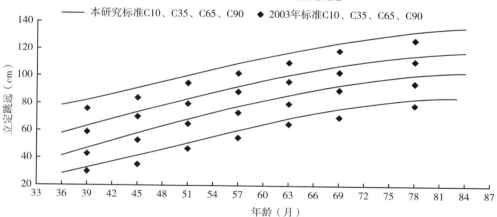

（9）男学前儿童年龄别立定跳远

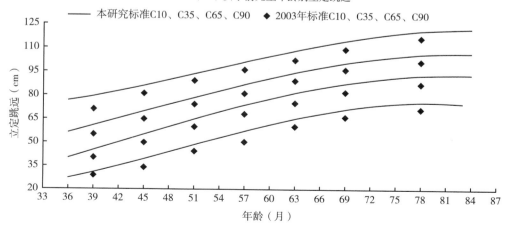

（10）女学前儿童年龄别立定跳远

图 2-42　本研究标准与"2003 年版标准"各体质指标成绩的百分位数对比（4）

（11）男学前儿童年龄别双脚连续跳

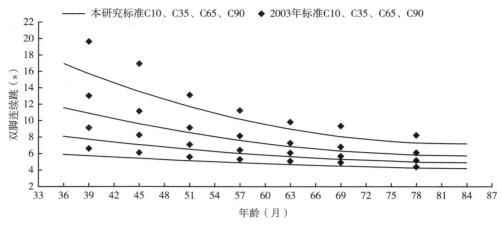

（12）女学前儿童年龄别双脚连续跳

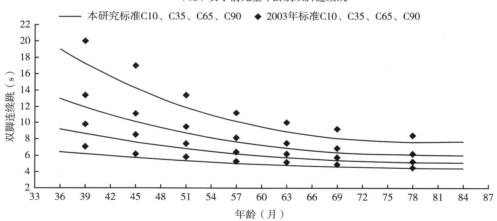

（13）男学前儿童年龄别网球掷远

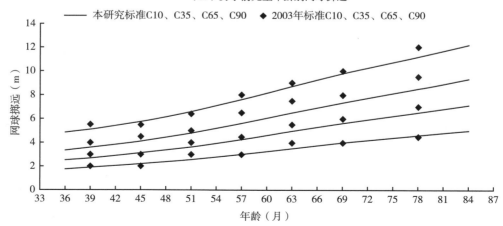

图2-42　本研究标准与"2003年版标准"各体质指标成绩的百分位数对比（5）

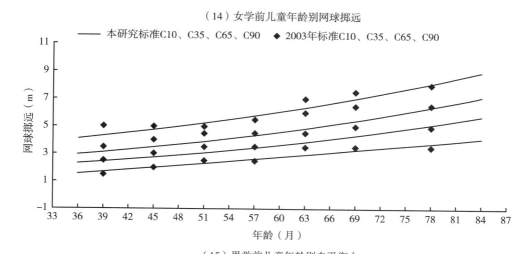

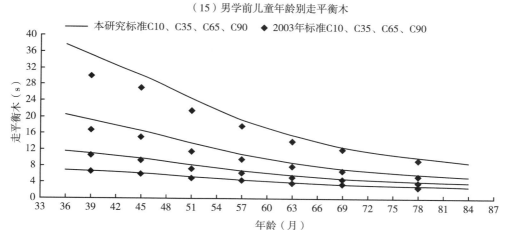

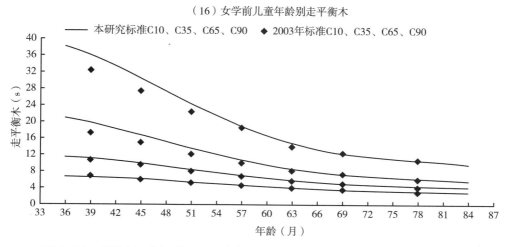

图 2-42　本研究标准与"2003 年版标准"各体质指标成绩的百分位数对比（6）

注：身高别体重比较了 –S、+S 标准差，其余指标比较了 C90、C65、C35 和 C10。

学前儿童各年龄组 C65 新标准分别比"2003 年版标准"大 –0.3 ～ 0.2cm、0.1 ～ 0.6cm；④在 10 米折返跑指标方面，男、女学前儿童 C65、C35 在两个标准之间差异较小，而男、女学前儿童 C90、C10 本研究标准均明显大于"2003 年版标准"，说明差异主要存在于高、低位百分位数；⑤在立定跳远指标方面，男、女学前儿童本研究标准均大于"2003 年版标准"，如男、女学前儿童各年龄组 C65 新标准分别比"2003 年版标准"大 3.5 ～ 4.7cm、4.2 ～ 5.7cm；⑥在双脚连续跳指标方面，男、女学前儿童本研究标准均小于"2003 年版标准"，如男、女学前儿童各年龄组 C65 新标准分别比"2003 年版标准"相差 –0.3 ～ –2.1cm、–0.1 ～ –1.5cm，且差异随年龄增加逐渐减小；⑦在网球掷远指标方面，男、女学前儿童本研究标准与"2003 年版标准"各年龄组大小不一，且"2003 年版标准"波动较大，尤其是女学前儿童；⑧在走平衡木指标方面，男、女学前儿童本研究标准总体略大于"2003 年版标准"。

❻ 本章小结

（1）本章研究构建了基于 GAMLSS 模型的各单项指标百分位数参考标准图表及相关参数方程，所建曲线光滑稳定，检验表明模型的拟合优度较优，回代检验也显示应用模型评价有较高的有效性。

（2）在所建百分位数标准曲线中，输入二维向量（年龄、单项成绩）或三维向量（年龄、身高、体重）可得到个体对应位置。研究结果改善了"2003 年版标准"在纵向维度和横截面维度上非连续、波动大等问题，优化了"2003 年版标准"，达到了提供个性化评价标准的目标。

（3）本章研究建立的百分位数标准曲线为建立体质评分参考标准和超重、肥胖的临界线的划分提供了理论依据，也为建立智能化在线测评系统提供了基础。

第三章

我国 3 ～ 6 岁学前儿童体质综合评分标准制定及应用研究

① 前言

　　体质是一个整体概念，是人体在遗传基础上所表现出来的形态、机能和素质等方面的相对稳定的特征。要评价个体体质水平优劣，既要对单项指标进行评价，又要对体质各组成部分进行综合评价，这样才能更全面地反映学前儿童体质状况[174]。因此，学前儿童体质评价标准的制定，需要制定身体形态、身体素质等不同类别的单项指标参考标准，同时需要根据各指标在体质整体中的重要程度赋予合适的权重，进而组成综合评价指标体系。

　　单项指标的评价标准可使用本书上一章的百分位数标准曲线，个体可以根据自己在百分位数标准曲线上的位置判断其在常模中所处百分位置，从而判断自己的体质水平，如国际上 WHO 制定的儿童生长发育百分位数标准曲线[175]和连续超声波测量的胎儿生长的百分位数标准曲线国际标准等[176]。同时，为了使用的便利性，需要转换为常用分数表达，如 100 分制、10 分制和 5 分制等。

　　指标权重制定方法包括等权法和加权法，考虑到 3 ～ 6 岁时期是儿童身体形态、机能、素质等发展的敏感期，各体质指标不是同步发展，所以运用加权法能体现各单项指标在综合评价中的不同贡献度。我国现行标准在体质综合评分时采用了等权法，其无法区分各体质指标在体质综合评分中的不同作用。当前，在综合评价中运用等权法进行赋权制定评分标准已越来越少，如《国家学生体质健康标准》[177]对小学一二年级综合评分包含了 BMI、肺活量、50 米跑、坐位体前屈和 1 分钟跳绳指标，并分别赋予了 15%、15%、20%、30% 和 20% 的权重，所以学前儿童体质综合评分中很有必要对各指标进行赋权。权重制定方法有主观赋权法、客观赋权法和主客观组合赋权法。层次分析法是一种经典主观赋权法，该方法需要收集十余位有丰富理论与实践经验的专家建议。我国早在 1975 年就已经在 9 个城市开展了幼儿体质监测研究工作，迄今为止体质领域具有一批有着深厚理论功底和丰富实践经验的专家，比如，各大体育院校从事体质健康领域的专家教授、国家和各省体育科学研究所从事体质研究的专业研究员，他们无论在理论上还是实践上，都对体质有着较为深刻的认识和经验，所以本研究主观赋权适合使用层次分析法。客观赋权法是根据各指标数据内部属性制定权重的方法，其中熵值法[178-180]是近年来随着统计方法发展而逐渐流行的一种客观赋权法，该方法在挖掘大样本量数据内在关系方面具有先进性，本研究历次体质监测得到的大样本量数据与该方法吻合，所以用熵值法进行客观赋权能取得较好的效果。但是，上述两种方法单独使用存在天然缺陷，如层次分析法过分强调专家的经验忽略了指标之间的本质关系，熵值法刚好与之相反。为了克服主观法与客观法各自的缺点，进行优势互补，近年来，运用主客观组合赋权法的研究越来越多，参照国内外相关研究成果[181]，本研究拟采用"层次分析–熵值"主客观组合赋权法对 3 ~ 6 岁学前儿童的体质指标赋权。

基于上述，本章内容将从两大方面展开：首先，对学前儿童体质进行综合评分研究，主要包括两部分内容：①对前文构建的百分位数标准曲线划分等级，然后建立各单项指标评分标准，并构建各评分等级内连续性评分方程；②运用"层次分析–熵值"主客观组合赋权法对体质指标权重进行赋权。进而建立我国 3 ~ 6 岁学前儿童体质综合评分参考标准，为学前儿童体质评价提供参考依据。其次，进行评分标准的应用研究，比较本研究标准与"2003 年版标准"评分方面的差异性，得到实验对象的评分结果。

② 研究对象与方法

2.1 研究对象

2.1.1 建模对象
同本书第二章中"建模数据来源"。

2.1.2 实验应用人群
同本书第二章中"回代验证数据来源"。

2.1.3 建模指标
本研究建模指标包括身高、身高标准体重、坐位体前屈、网球掷远、双脚连续跳、走平衡木、10 米折返跑和立定跳远。

2.2 研究方法

2.2.1 问卷调查法

为了确定 3 ～ 6 岁学前儿童体质综合评价体系各级指标权重，按照层次分析法，本研究设计了专家问卷，专家问卷采用九级评分制，共发放了 15 份问卷，回收有效问卷 12 份，回收率为 80%。

2.2.2 实验法

抽取北京、浙江、云南和四川的 3 ～ 6 岁学前儿童体质指标进行测量，并收集整理数据，然后运用所建体质综合评价模型对体质数据进行评分。

2.2.3 数理统计法

（1）采用"层次分析 – 熵值"主客观组合赋权法进行体质综合评价"权重"组合赋权。

（2）采用 GAMLSS 模型百分位数曲线拟合法和离差法，制定不同性别各年龄的体质综合评价标准。

（3）运用 Z 分插值法制定各等级内得分与 Z 分函数方程。

（4）运用平均数、中位数和标准差等常规统计方法对样本特征值进行统计。

③ 综合评分标准研制过程与结果

3.1 单项体质指标评分标准的制定

依据前文制定的单项指标百分位数标准曲线，以特定的百分位数作为划分评分标准的临界线，然后对不同临界线区间进行赋分，并根据正态分布概率密度函数具有连续性的特征，建立每个区间内的评分函数方程。

3.1.1 临界线的划分办法

参考国内外评分办法，同时考虑评价标准的延续性。本研究采取五级评分法，分别为优、良、中、及格和差五个等级，各等级的赋分为 5 分、4 分、3 分、2 分和 1 分。五级划分方法表示被评价者的某项指标在该年龄点[①] 所处位置，评分越高说明体质水平越好。

---

① 因为百分位数标准曲线的连续性，所以"年龄点"可以是"岁""月"或"日"等任意年龄区间。身高标准体重指标评分时是身高点对应的 5 个体重等级区间。

参考庄洁等[182]学者在上海市民体质简易测评指南标准中的体质评分等级划分，以及张艺宏等[183]学者体质测定标准的划分方法，同时考虑"2003 年版标准"的延续性，本文分别以 C10、C35、C65 和 C90 四条百分位数标准曲线划分等级。各单项指标归纳为三类，即"高优指标""低优指标"和"中优指标"。"高优指标"为指标数值越大则得分越高的指标，如立定跳远、网球掷远；"低优指标"为指标数值越大则得分越低的指标，如 10 米折返跑、双脚连续跳；"中优指标"为指标数值越接近中位数则得分越高、指标数值越远离中位数则得分越低的指标，如身高标准体重、BMI。

各类指标评分标准取值范围如下。

（1）高优指标：指成绩数据越大，得分越高的项目，如坐位体前屈、网球掷远和立定跳远等项目，其评分区间为：1 分，[C0，C10]；2 分，[C10，C35]；3 分，[C35，C65]；4 分，[C65，C90]；5 分，≥C90。

（2）低优指标：指成绩数据越小，得分越高的项目，如 10 米折返跑、走平衡木和双脚连续跳等计时类项目。其评分区间为：1 分，≥P90；2 分，[C65，C90]；3 分，[C35，C65]；4 分，[C10，C35]；5 分，[C0，C10]。

（3）中优指标：指成绩越靠近中间百分位得分越高，越靠近两端百分位数得分越低。身高标准体重为中优指标，原有标准是按照标准差 –2S、–S、+S、+2S 标准差为临界点进行等级划分，WHO 对 5 岁以上儿童建议以 +1S 和 +2S 分别为超重和肥胖的划分标准。正态分布 +1S、+2S 分别对应的百分位数是 84.13%、97.75%，由此，本研究等级临界点继续沿用"2003 年版标准"评分界值的划分方法，其评分区间为：1 分，[–3S，–2S]和[2S，+3S]；3 分，[–2S，–S]和[+S，+2S]；5 分，[–S，+S]。

3.1.2 构建各等级区间内的评分函数方程

本研究各等级内同一年龄的百分位数均为 GAMLSS 模型幂转换后的正态分布。正态分布的累积分布函数（CDF）是连续性函数，所有连续性评分与数据分布一致。当前，对于等级制评分中的等级内部评分，查阅文献发现：其一，运用等比例转换法，如山东省高考等级赋分时，对等级内部评分运用了等比例转换法来计算[184]，该评分法既体现了等级得分，同时又兼顾了同一等级内不同个体的差异。其二，运用线性插值法，王国军运用等级制对上海市公务员体质健康指标评价时，在等级内部评分时运用模糊隶属函数法进行连续性评分，该方法是基于线性插值法进行的多区间比较后的评分。线性插值是数学、计算机图形学等领域广泛使用的一种简单插值方法。上述等级内部评分法均体现了同一等级内的个体差异性，而不是把具有差异性的个体评出相同的分数。基于此，本研究运用 Z 分插值法（同百分位等比例转换法一致）制定各等级内部得分 Y 与 Z

分的函数。因为不同指标性质不一致，所以分高优、低优和中优三类指标分别构建 Y 与 Z 分的函数方程，具体如下。

（1）高优指标，按等级分区间，Z 分法连续性评分函数方程。

①当位于 $-3 \leqslant Z < -1.282$ 时（0.03%～10%），等级得分为 1 分，公式：

$$Y_1 = 1.5 + (Z - 1.2816) \times \frac{1.5}{3 - 1.2816} = 0.8729Z + 2.6187$$

②当位于 $-1.282 \leqslant Z < -0.385$ 时（10%～35%），等级得分为 2 分，公式：

$$Y_2 = 2.5 + (Z - 0.3853) \times \frac{1}{1.2816 - 0.3853} = 1.1157Z + 2.93$$

③当位于 $-0.385 \leqslant Z < 0.385$ 时（35%～65%），等级得分为 3 分，公式：

$$Y_3 = 2.5 + (Z - 0.385) \times \frac{1}{0.3853 - (-0.3853)} = \frac{100}{77}Z + 3$$

④当位于 $0.385 \leqslant Z < 1.2816$ 时（65%～90%），等级得分为 4 分，公式：

$$Y_4 = 3.5 + (Z + 0.385) \times \frac{1}{(-0.3853) - (-1.2816)} = 1.1153Z + 3.07$$

⑤当位于 $1.2816 \leqslant Z < 3$ 时（90%～99.97%），等级得分为 5 分，公式：

$$Y_5 = 4.5 + (Z - 1.2816) \times \frac{1}{(-1.2816) - (-3)} = 0.5819Z + 3.7542$$

（2）低优指标，按等级分区间，Z 分法连续性评分函数方程。

①当位于 $1.282 < Z \leqslant 3$ 时（90%～99.97%），等级得分为 1 分，公式：

$$Y_1 = 1.5 - (Z - 1.2816) \times \frac{1.5}{3 - 1.2816} = -0.8729Z + 2.6187$$

②当位于 $0.385 < Z \leqslant 1.282$ 时（65%～90%），等级得分为 2 分，公式：

$$Y_2 = 2.5 - (Z - 0.3853) \times \frac{1}{1.2816 - 0.3853} = -1.1157Z + 2.93$$

③当位于 $-0.385 < Z \leqslant 0.385$ 时（35%～65%），等级得分为 3 分，公式：

$$Y_3 = 2.5 - (Z - 0.385) \times \frac{1}{0.3853 - (-0.385)} = -\frac{100}{77}Z + 3$$

④当位于 $-1.282 < Z \leqslant -0.385$ 时（10%～35%），等级得分为 4 分，公式：

$$Y_4 = 3.5 - (Z + 0.385) \times \frac{1}{(-0.3853) - (-1.2816)} = -1.1153Z + 3.07$$

⑤当位于 $-3 < Z \leq -1.2816$ 时（$0.03\% \sim 10\%$），等级得分为5分，公式：

$$Y_5 = 4.5 - (Z+1.2816) \times \frac{1}{(-1.2816)-(-3)} = -0.7481Z + 3.754$$

（3）中优指标（身高标准体重），评分公式如下。

①当等级得分为1分，分两种情况：

当 $-3 \leq Z < -2$ 时，$Y_{1右} = 2 \times Z - 6$；当 $2 \leq Z < 3$ 时，$Y_{1左} = -2 \times Z + 6$。

②当等级得分为3分，分两种情况：

当 $-2 \leq Z < -1$ 时，$Y_{3左} = 2 \times Z + 6$；当 $1 \leq Z < 2$ 时，$Y_{3右} = -2 \times Z + 6$。

③当等级得分为5分，分两种情况：

当 $-1 \leq Z < 0$ 时，$Y_{5左} = 1.5 \times Z + 5.0$；当 $0 \leq Z < 1$ 时，$Y_{5右} = -1.5 \times Z + 5.0$。

根据上述评分方法，个体单项体质指标评分步骤如下：①在本研究制定的各单项指标百分位数标准曲线（或 Z 分值图表）中，通过年龄和体质成绩，查找个体成绩在图表中对应的百分位数（或 Z 分）。然后把查出的百分位数值转换成 Z 值（查 Z 分表无须转换），百分位数转换与 Z 分值互换可查 Z 分数表[①]，现列出部分百分位数和 Z 值转换关系（见表3-1）。②把 Z 值代入 Y 与 Z 分的函数方程，即可得出个体的体质指标的评分结果。

表3-1　正态分布部分百分位数和 Z 值转换表

百分位	C3	C5	C10	C35	C50	C65	C85	C90	C95	C97
Z 值	−1.881	−1.645	−1.282	−0.385	0	0.385	1.04	1.282	1.645	1.881

3.2 "层次分析 - 熵值"主客观组合赋权研究

本部分运用层次分析法对3～6岁学前儿童体质指标主观赋权。同时，根据全国国民体质监测得到的大样本数据资料，运用熵值法对学前儿童体质指标客观赋权。并在此基础上进行"层次分析－熵值"组合赋权，得到了我国3～6岁学前儿童体质综合评价各级指标权重，进而建立学前儿童体质综合评价指标权重。

3.2.1 层次分析法主观赋权

层次分析法是将与决策有关的元素分解成目标、准则、方案等层次，在此基础上

---

① Z 分数表即标准正态分布表，或通过函数 $F(z) = \frac{1}{\sqrt{2\pi}} \int_{-\infty}^{z} \exp(-\frac{1}{2}z^2)\mathrm{d}z$ 公式转换，本文未来研究将对相关公式建立体质在线测评系统，以方便使用。

定性和定量分析各层次权重的一种决策方法。具体步骤如下。

3.2.1.1 问卷设计与专家的选定

关于问卷设计。根据各指标的相对重要程度及对体质影响和作用的大小，确定其在综合评价体系中各自应享有的权重。为了研究的延续性，本研究学前儿童体质指标体系按照原有国民体质的指标体系设计，由目标层 A、准则层 B 和方案层 C 构成。准则层包括身体形态和身体素质指标，其中身体形态下属方案层为身高和身高标准体重，身体素质下属方案层包括坐位体前屈、立定跳远、网球掷远、10 米折返跑、走平衡木和双脚连续跳，各指标层次分析模型如图 3-1 所示。笔者按照学前儿童体质综合评价体系中的同级指标在综合评价体系中的重要程度，对它们进行两两之间重要程度的比较，并按表 3-2 判断标准打分，对于介于两个级别之间的分数，按照重要性程度依次为 2、4、6、8，而不重要性程度依次为 1/2、1/4、1/6、1/8。关于指标权重进行的专家调查问卷见本书附录。

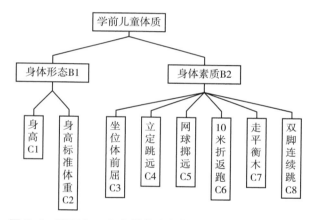

图 3-1 我国 3 ～ 6 岁学前儿童体质层次分析模型结构图

表 3-2 指标重要程度的判断参照标准

重要性程度	稍微重要	明显重要	非常重要	绝对重要	同等重要
分值	3	5	7	9	1
不重要性程度	不重要	很不重要	非常不重要	绝对不重要	同等重要
分值	1/3	1/5	1/7	1/9	1

对国民体质指标（学前儿童部分）权重进行问卷调查，首先要选择适宜的权威专家，以确保研究的科学性。就本研究而言，专家的选择基于三个原则：①从事体质研究领域的理论或实践方面的杰出代表；②副教授（副研究员）职称及以上；③学历结构合理，50 岁以下必须是博士或长期从事体质监测与研究的负责人。按照层次分析法，专家问卷采用九级评分制。本研究通过现场填写问卷的方式进行调查，共发放了 15 份问卷，

回收有效问卷 12 份。最终参与本研究调查并获得有效问卷的专家分别来自上海体育学院教授 2 人（C 教授、Z 教授），北京体育大学教授 2 人（W 教授、R 教授），国家体育总局体育科学研究所研究员 2 人（J 研究员、W 研究员），浙江体育科学研究所体质测试中心研究员 1 人（A 研究员），成都体育学院教授 1 人（Z 教授），四川体育科学研究所体质测试中心研究员 2 人（H 研究员、L 副研究员），上海体育科学研究所体质测试中心研究员 1 人（L 研究员），国家体育总局体育文化发展中心研究员 1 人（T 研究员）。

3.2.1.2　层次分析法分析步骤

第一步，构造判断矩阵。层次分析法在对指标重要性进行测量时，引入了九分位相对重要性的比例标度，以 A 表示目标，u_i、u_j（i, j=1，2，$\cdots$，n）表示因素。u_{ij} 表示 u_i 对 u_j 的相对重要性数值，构造 u_{ij} 组成 A–U 判断矩阵 $\boldsymbol{P}$。

$$\boldsymbol{P} = \begin{bmatrix} u_{11} & u_{12} & \cdots & u_{1n} \\ u_{21} & u_{22} & \cdots & u_{2n} \\ \vdots & \vdots & \vdots & \vdots \\ u_{n1} & u_{n2} & \cdots & u_{nn} \end{bmatrix}$$

第二步，计算重要性排序。根据判断矩阵，求出其最大特征值（$\lambda_{\max}$）所对应的特征向量 $\boldsymbol{w}$，然后对所求特征向量 $\boldsymbol{w}$ 归一化处理，即得到各评价指标的重要性排序，也就是权重分配。方程如下：

$$P_w = \lambda_{\max} \cdot \boldsymbol{w}$$

第三步，一致性检验。权重系数是否合理，还需要对判断矩阵的一致性进行检验。检验使用式（1），其中 CR 为判断矩阵的随机一致性的比值，CI 为判断矩阵的一致性指标，它由式（2）给出，当 $CR<0.1$ 时符合一致性检验，判断矩阵构造合理。

$$CR = \frac{CI}{RI} \qquad\qquad 式（1）$$

$$CI = \frac{\lambda_{\max} - n}{n - 1} \qquad\qquad 式（2）$$

RI 为判断矩阵的平均随机一致性指标，1～9 阶判断矩阵的 RI 值如表 3-3 所示。

表 3-3　平均随机一致性指标表

n	1	2	3	4	5	6	7	8	9
RI	0	0	0.52	0.89	1.12	1.26	1.36	1.41	1.46

3.2.1.3　层次分析法赋权结果

准则层（B1/B2）和方案层（C1/C2）所有专家调查结果判断矩阵如表 3-4 所示。

表 3-4 准则层（B1/B2）体质和方案层（C1/C2）身体形态判断矩阵表

专家序号	1	2	3	4	5	6	7	8	9	10	11	12
B1/B2	1/3	1/5	1/3	1/3	1/3	1/3	1/5	1/3	1/3	1/3	1/3	1/5
C1/C2	1/1	1/3	1/3	1/1	1/3	3/1	1/3	1/1	1/1	1/3	3/1	1/1

权重的计算结果目标层为身体形态与身体素质（B1、B2），因为只有两个指标，所以所有专家的特征值都为 $\lambda_{max}=2$、$CR=0$、$CI=0$，符合一致性检验要求。各专家的权重分别为 $W_1=（0.25，0.75）$、$W_2=（0.17，0.83）$、$W_3=（0.25，0.75）$、$W_4=（0.25，0.75）$、$W_5=（0.25，0.75）$、$W_6=（0.25，0.75）$、$W_7=（0.17，0.83）$、$W_8=（0.25，0.75）$、$W_9=（0.25，0.75）$、$W_{10}=（0.25，0.75）$、$W_{11}=（0.25，0.75）$、$W_{12}=（0.17，0.8）$。由此可知身体形态权重为 0.2221、身体素质权重为 0.7779。

方案层身高与身高标准体重（C1、C2），和目标层一样，所有专家的特征值都为 $\lambda_{max}=2$、$CR=0$、$CI=0$，符合一致性检验要求。各专家的权重分别为 $W_1=（0.50，0.50）$、$W_2=（0.25，0.75）$、$W_3=（0.25，0.75）$、$W_4=（0.50，0.50）$、$W_5=（0.25，0.75）$、$W_6=（0.75，0.25）$、$W_7=（0.25，0.75）$、$W_8=（0.50，0.50）$、$W_9=（0.50，0.50）$、$W_{10}=（0.25，0.75）$、$W_{11}=（0.75，0.25）$、$W_{12}=（0.50，0.50）$。在身体形态中身高权重为 0.4375，身高标准体重权重为 0.5625。

身体素质权重运算中，T 研究员的判断矩阵如表 3-5 所示，修正后其 $\lambda_{max1}=6.4167$、$CR_1=0.0661$、$CI_1=0.0833$，$CR<0.1$，符合一致性检验要求。其余各专家的最大特征值、CR、CI 分别为 $\lambda_{max2}=6.6059$、$CR_2=0.0962$、$CI_2=0.1212$；$\lambda_{max3}=6.5403$、$CR_3=0.0858$、$CI_3=0.1081$；$\lambda_{max4}=6.6082$、$CR_4=0.0965$、$CI_4=0.1216$；$\lambda_{max5}=6.4196$、$CR_5=0.0666$、$CI_5=0.0839$；$\lambda_{max6}=6.4856$、$CR_6=0.0771$、$CI_6=0.0971$；$\lambda_{max7}=6.6104$、$CR_7=0.0969$、$CI_7=0.1221$；$\lambda_{max8}=6.4282$、$CR_8=0.068$、$CI_8=0.0856$；$\lambda_{max9}=6.3574$、$CR_9=0.0567$、$CI_9=0.0715$；$\lambda_{max10}=6.6244$、$CR_{10}=0.0991$、$CI_{10}=0.1249$；$\lambda_{max11}=6.3557$、$CR_{11}=0.0565$、$CI_{11}=0.0711$；$\lambda_{max12}=6.3358$、$CR_{12}=0.0533$、$CI_{12}=0.0672$。

由此可知，所有专家的身体素质判断矩阵均符合一致性检验要求。

表 3-5 专家 TY 的身体素质判断矩阵表（C3 ~ C8）

身体素质	坐位体前屈 C3	立定跳远 C4	网球掷远 C5	10 米折返跑 C6	走平衡木 C7	双脚连续跳 C8	权重（W_i）
坐位体前屈 C3	1	1/5	1/3	1/5	1/5	1/3	0.0424
立定跳远 C4	5	1	1	1/3	1	1/3	0.1240

身体素质	坐位体前屈 C3	立定跳远 C4	网球掷远 C5	10 米折返跑 C6	走平衡木 C7	双脚连续跳 C8	权重 （W_i）
网球掷远 C5	3	1	1	1/3	1/3	1/5	0.0871
10 米折返跑 C6	5	3	3	1	3	1	0.3098
走平衡木 C7	5	1	3	1/3	1	1	0.1788
双脚连续跳 C8	3	3	3	1	3	1	0.2832

指标全局权重系数如下：身高的权重 0.0971；身高标准体重的权重 0.1250；坐位体前屈的权重 0.0354；立定跳远的权重 0.1241；网球掷远的权重 0.0807；10 米折返跑的权重 0.2233；走平衡木的权重 0.1190；双脚连续跳的权重 0.1954。汇总上一级后身体形态指标权重为 0.2221，身体素质指标权重为 0.7779，如表 3-6 所示。

表 3-6　学前儿童体质评价权重决策表

目标层	同级权重	全局权重	方案层
身体形态 B1 （0.2222）	0.4375	0.0971	身高 C1
	0.5625	0.1250	身高标准体重 C2
身体素质 B2 （0.7778）	0.0455	0.0354	坐位体前屈 C3
	0.1596	0.1241	立定跳远 C4
	0.1037	0.0807	网球掷远 C5
	0.2871	0.2233	10 米折返跑 C6
	0.1529	0.1190	走平衡木 C7
	0.2512	0.1954	双脚连续跳 C8

3.2.2　熵值法客观赋权

3.2.2.1　熵值法简介

"熵"原本是物理中的热力学概念，后发展为信息论的熵值法理论，在指标客观赋权方面有比较广泛的应用。在信息论中，"熵"是对不确定性的一种度量，就像身高、胸围、体重、BMI 可以衡量人的体格一样。一般来说，若某个指标的信息熵 E_j 越小，表明指标值的变异程度越大，则它所提供的信息越多，在综合评价中所能起到的作用越大，其权重也就越大。与之相反，某个指标的信息熵 E_j 越大，表明指标值的变异程度越小，则它提供的信息就越少，在综合评价中所起到的作用也越小，其权重也就越小。因此，可根据各单项体质指标的变异大小，运用计算信息熵等方法，计算出各体质指标的权重系数，为综合评价提供参考依据。

3.2.2.2　熵值法算法实现步骤

第一步，数据矩阵。

$$A = \begin{pmatrix} X_{11} & \cdots & X_{1m} \\ \vdots & \vdots & \vdots \\ X_{n1} & \cdots & X_{nm} \end{pmatrix}_{n \times m}$$，其中 X_{ij} 为第 i 个方案第 j 个指标的数值。

第二步，指标数据归一化。

指标数据归一化也叫指标的无纲量化，即将指标实际数据转化为不受量纲影响的指标值，本研究采用 Z 分法进行归一化处理。

第三步，计算第 i 项指标下第 j 个方案的比重求各指标的信息"熵"和"权"。

$$P_{ij} = \frac{X_{ij}}{\sum\limits_{i=1}^{n} X_{ij}} \quad (j = 1, 2, \cdots, m)$$

第四步，计算第 j 项指标的熵值。

$e_j = -\mathrm{k} \times \sum\limits_{i=1}^{n} P_{ij} \times \ln(P_{ij})$，其中 $k > 0$，$\ln$ 为自然对数，常数 k 与样本 n 有关，一般令 $k = 1/\ln(n)$，则 $0 \leqslant e \leqslant 1$。

第五步，计算第 j 项指标的差异系数。

$d_j = 1 - e_j$，熵值 e_j 越小，则 d_j 越大指标越重要，该指标作用越大。

第六步，求权数。

$$W_j = \frac{d_j}{\sum\limits_{j=1}^{m} d_j} \quad (j = 1, 2 \cdots, m)$$

3.2.2.3　熵值法赋权结果

本研究用于熵值法求权重的数据来源于 2010 年和 2014 年两次全国国民体质监测数据。按照熵值法算法步骤，先计算各指标权重，选择 2010 年和 2014 年国民体质监测的两次数据。考虑男女学前儿童同体质指标变化幅度基本一致，所以以男学前儿童为例计算熵权。赋权步骤首先求出所有学前儿童各年龄的中位数数据，建立决策矩阵，如表 3-7 所示。

表 3-7　我国 3 ～ 6 岁学前儿童体质指标历次监测数据一览表

年龄	身高（cm）	身高标准体重（kg）	坐位体前屈（cm）	立定跳远（cm）	网球掷远（m）	10 米折返跑（s）	走平衡木（s）	双脚连续跳（s）
3 岁	101.5	19.5	10.4	63.0	3.7	8.7	10.6	8.6
4 岁	107.0	19.2	10.0	80.0	4.5	7.7	8.6	7.0
5 岁	113.4	18.7	9.3	98.0	6.0	6.9	6.1	6.1

年龄	身高（cm）	身高标准体重（kg）	坐位体前屈（cm）	立定跳远（cm）	网球掷远（m）	10 米折返跑（s）	走平衡木（s）	双脚连续跳（s）
6 岁	118.6	17.7	8.8	109.0	7.5	6.5	5.8	5.6
平均值	110.13	18.78	9.63	87.50	5.43	7.45	7.78	6.83
标准差	7.45	0.79	0.71	20.24	1.68	0.97	2.26	1.32

注：身高标准体重为各年龄身高在同一区间 110.0～111.9 对应的体重。

表 3-8 我国 3～6 岁学前儿童体质指标熵权计算一览表

参数	身高	身高标准体重	坐位体前屈	立定跳远	网球掷远	10 米折返跑	走平衡木	双脚连续跳
P_{ij}	1.1570	0.9189	1.0861	1.2105	1.0268	1.2870	1.2482	1.3472
	0.4192	0.5387	0.5255	0.3705	0.5506	0.2574	0.3645	0.1328
	0.4393	0.0951	0.4555	0.5188	0.3423	0.5663	0.7401	0.5503
	1.1369	1.3625	1.1562	1.0622	1.2351	0.9781	0.8726	0.9298
$\ln P_{ij}$	0.1459	−0.0846	0.0826	0.1910	0.0264	0.2523	0.2217	0.2981
	−0.8694	−0.6187	−0.6433	−0.9928	−0.5968	−1.3571	−1.0092	−2.0187
	−0.8225	−2.3533	−0.7864	−0.6563	−1.0722	−0.5687	−0.3010	−0.5973
	0.1283	0.3093	0.1451	0.0604	0.2111	−0.0221	−0.1363	−0.0728
$P_{ij} \times \ln P_{ij}$	0.1688	−0.0777	0.0897	0.2312	0.0271	0.3247	0.2767	0.4016
	−0.3645	−0.3333	−0.3381	−0.3679	−0.3286	−0.3493	−0.3679	−0.2681
	−0.3614	−0.2237	−0.3582	−0.3405	−0.3670	−0.3220	−0.2228	−0.3287
	0.1459	0.4215	0.1678	0.0641	0.2608	−0.0216	−0.1189	−0.0677
$H=\sum P_{ij} \times \ln P_{ij}$	−0.4112	−0.2132	−0.4388	−0.4130	−0.4076	−0.3683	−0.4328	−0.2630
$e_j=-k \times H$	0.2966	0.1538	0.3165	0.2979	0.2940	0.2656	0.3122	0.1897
$d_j=1-e_j$	0.7034	0.8462	0.6835	0.7021	0.7060	0.7344	0.6878	0.8103
W_j	0.1198	0.1441	0.1164	0.1195	0.1202	0.1250	0.1171	0.1380

注：k=ln（4）=0.7214；$\sum d_j$=5.8736。

根据运算结果（见表 3-8）可知，学前儿童的各指标熵值 e_j=（0.2966，0.1538，0.3165，0.2979，0.2940，0.2656，0.3122，0.1897）；差异系数 d_j=（0.7034，0.8462，0.6835，0.7021，0.7060，0.7344，0.6878，0.8103），且 $\sum d_j$=5.8736。所以得出各指标权重系数分别是：身高权重 0.1198；身高标准体重权重 0.1441；坐位体前屈权重 0.1164；立定跳远权重 0.1195；网球掷远权重 0.1202，10 米折返跑权重 0.1250，走平衡木权重 0.1171，双脚连续跳权重 0.1380。汇总上一级后身体形态指标权重为 0.2638，身体素质

指标权重为 0.7362。

3.2.3 层次法与熵值法的权重合成

层次分析法完全基于主观意见及经验，存在主观偏差现象。熵值法考虑了指标自身的信息质量，通过决策矩阵客观计算权重，但没有考虑决策者主观判断。为了均衡主观与客观的优势和缺陷，动态地考虑指标权重，得到更客观且符合现实意义的权重。根据文献综述部分的述评结果，本研究采用沈雨婷、叶永刚和梁富山等学者修正的乘法合成方法，其合成原理是假设综合评价权重在理论上应该尽量接近层次分析法计算权重 W_c 及熵值法计算权重 W_s，基于相对信息熵最小化要求以求解以下问题：

$$minF = \sum_{i=1}^{n} W_{zi}\left(\ln W_{zi} - \ln W_{ci}\right) + \sum_{i=1}^{n} W_{zi}\left(\ln W_{zi} - \ln W_{si}\right)$$

且 $s.t \sum_{i=1}^{n} W_{zi} = 1,\ W_{zi} \geqslant 0$

然后根据拉格朗日乘数法，求解最优综合赋权权重为：

$$W_{zi} = \frac{\sqrt{W_{ci} W_{si}}}{\sqrt{\sum W_{ci} W_{si}}}$$

从而得到综合权重向量 $\pmb{W_z} = ($ W_{z1}，W_{z2}，$\cdots$，W_{zn})，结果如表 3-9 所示。

表 3-9　我国 3～6 岁学前儿童体质综合评价"层次分析–熵值"组合赋权权重一览表

一级指标（权重系数）	二级指标	层次分析法 W_c	熵值法 W_s	综合权重系数 W_z
身体形态 （24.80%）	身高	0.0971	0.1197	0.1105
	身高标准体重	0.1250	0.1441	0.1375
身体素质 （75.20%）	坐位体前屈	0.0354	0.1164	0.0658
	立定跳远	0.1241	0.1195	0.1248
	网球掷远	0.0807	0.1202	0.1009
	10 米折返跑	0.2233	0.1250	0.1712
	走平衡木	0.1190	0.1171	0.1210
	双脚连续跳	0.1954	0.1380	0.1683

3.3 综合评分参考标准研究

3.3.1 综合评分公式

根据本章 3.1 节单项体质指标评分标准的制定和 3.2 节"层次分析–熵值"主客观组合赋权研究，我国 3～6 岁学前儿童体质综合评分公式如下。

$$Y（身体形态）= 身高 \times 11.05\% + 身高标准体重 \times 13.75\%$$

$$Y（身体素质）= 坐位体前屈 \times 6.58\% + 立定跳远 \times 12.48\% + 网球掷远 \times 10.09\% +$$

$$10 米折返跑 \times 17.12\% + 走平衡木 \times 12.10\% + 双脚连续跳 \times 16.83\%$$

$$综合评价总得分 = 24.80\% \times Y（身体形态）+ 75.20\% \times Y（身体素质）$$

3.3.2 综合评分参考标准

综合评级的制定过程是在各单项指标评分数据库中，将各单项（身高、身高标准体重、立定跳远、坐位体前屈、10米折返跑、网球掷远、走平衡木和双脚连续跳）得分按加权方式相加，计算出每一样本的综合得分。综合评价采用四级评级法，依次分为优、良、合格和不合格四个等级，各等级分别以总分值的第15、65、90的百分位数为等级界值点。此外，由于不同性别和不同年龄的单项指标评分界值点均是按照相同的百分位曲线划分临界值点，所以不同性别、不同年龄的综合评价等级界值点基本相同，故此，只研究汇总的学前儿童综合评价标准。参考标准如表3-10所示，研制得到体质综合评分标准为：$x \geq 4.0$ 分为优秀、$3.5 \leq x < 4.0$ 为良好、$2.7 \leq x < 3.5$ 为合格、$x < 2.7$ 为不合格，将其转化为百分制后，综合评价标准的界值点得分和百分制的90、80和60接近，即 $90 : 80 : 60 \approx 4 : 3.5 : 2.7$。

表 3-10　我国 3～6 岁学前儿童综合评级参考标准一览表

等级	不合格	合格	良好	优秀
分数	$x < 2.7$	$2.7 \leq x < 3.5$	$3.5 \leq x < 4.0$	$x \geq 4.0$

④ 评分标准应用研究

为了运用本研究所建参考标准对学前儿童体质进行评价，同时对评分结果与实际状况进行比较，以验证标准的有效性，以及比较本研究标准与"2003年版标准"评分的差异性，本研究进行了两项实验研究。

4.1 本研究评分标准与"2003年版标准"评分比较

在浙江省测试的学前儿童中随机选取16名学前儿童，其中男学前儿童8名、女学前儿童8名，以10米折返跑成绩实施实验评价，其样本特征值如表3-11所示，其中A1～A8和B1～B8分别为男、女学前儿童，各学前儿童年龄精确到"月"。具体运算过程如下。

第一步，求 Z 分。查看本书第二章建立的百分位数统计图表（或 Z 分图表），可得学前儿童 Z 分向量 A_z=［0.0829、−0.4940、−0.0923、−0.7287、0.0238、0.0238、−0.7177、0.2271］，B_z=［0.0829、1.6212、1.0783、0.3571、−0.1825、0.6803、0.4516、0.4516］。

第二步，求出相应的评分等级。根据前文临界线的划分办法可知，各 Z 值对应的等级是 A_d=［3 级、4 级、3 级、4 级、3 级、3 级、4 级、3 级］，B_d=［3 级、1 级、2 级、3 级、3 级、2 级、2 级、2 级］。

第三步，将第一步的 Z 值代入评分函数方程，如 A$_1$ 中 Z = 0.08，在区间 −0.385 ≤ Z < 0.385，对应等级为 3 分，代入 3 分的连续性评分的函数方程公式可得：

$$Y_3 = -\frac{100}{7}Z + 3 = -\frac{100}{7} \times 0.08 + 3 = 2.8961$$

A$_2$ 中 Z=−0.49，在区间 −1.2816 ≤ Z < −0.385，对应等级为 4 分，代入 4 分的连续性评分的函数方程公式可得：

$$Y_4 = -1.1153Z + 3.07 = -1.1153 \times (-0.49) + 3.07 = 3.6165$$

由此可得 16 位样本的对应分数（见表 3–11）。本研究标准不仅有等级分，而且是在等级内进一步精准评分。如 B4、B5 是两名女学前儿童的 10 米折返跑成绩，分别为 8.10 秒、6.90 秒，用本研究标准评分得分为 2.54 分和 3.24 分，而按照 "2003 年版标准" B4、B5 得分都是 3.00 分，所以本研究标准能得出个性化结果，由于篇幅原因不一一列举其他指标，其他指标有同样结果。

表 3–11　本研究标准和 "2003 年版标准" 对学前儿童 10 米折返跑成绩评分一览表

男学前儿童						女学前儿童					
编号	年龄 岁：月	年龄 月	10 米 折返跑 成绩（s）	Z 分值	本研究 标准 得分	旧标准 得分	编号	年龄 岁：月	年龄 月	10 米 折返跑 成绩（s）	Z 分值	本研究 标准 得分	原旧标 准得分
A1	3:11	47	8.50	0.08	2.89	3.00	B1	3:11	47	8.50	0.08	2.89	3.00
A2	3:10	46	7.90	−0.49	3.62	4.00	B2	3:10	46	11.40	1.62	1.20	1.00
A3	4:06	54	7.60	−0.09	3.12	3.00	B3	4:07	55	9.10	1.08	1.73	2.00
A4	4:02	50	7.30	−0.73	3.88	4.00	B4	4:07	55	8.10	0.36	2.54	3.00
A5	5:05	65	7.00	0.02	2.97	3.00	B5	5:04	64	6.90	−0.18	3.24	3.00
A6	5:05	65	7.00	0.02	2.97	3.00	B6	5:04	64	7.70	0.68	2.17	2.00
A7	6:09	81	6.00	−0.72	3.87	4.00	B7	6:09	81	6.80	0.45	2.43	2.00
A8	6:09	81	6.60	0.23	2.71	3.00	B8	6:09	81	6.90	0.47	2.33	2.00

注：上述评分包含年龄和成绩两个因素；10 米折返跑为计时类，得分与数值大小成反比。

4.2 综合评分应用

本部分运用新建立的学前儿童体质综合评价参考标准，对北京、浙江、四川和云南等地学前儿童体质分别进行单项体质指标评分和加权综合评分。学前儿童样本特征值见第二章 4.11 节表 2-45。具体应用步骤如下。

首先，对所有学前儿童的体质按各指标建立数据库；接着，按照本研究标准评分方法对单项指标进行评分①，其计算过程用 GAMLSS 软件运行编制的 R 语言算法代码，分性别、年龄统计得出每个指标得分。评分结果如表 3-12 所示，表中 a～h 共 8 列数据。最后，计算各指标加权综合得分。以北京市男学前儿童为例，其矩阵计算过程如下。

表 3-12 北京、浙江、云南和四川学前儿童体质综合评价得分一览表

性别	省名	项目	身高（a）	身高标准体重（b）	坐位体前屈（c）	立定跳远（d）	网球掷远（e）	10米折返跑（f）	走平衡木（g）	双脚连续跳（h）	小计★（Y_i）	总计▲（Y）
		权重（W_i）	10.85%	13.46%	7.59%	12.18%	10.05%	17.42%	11.81%	16.67%	100%	
男	北京	3 岁	3.61	4.97	3.29	4.19	3.41	3.95	4.08	3.74	3.96	4.04
		4 岁	3.73	4.94	3.19	4.26	3.46	3.95	4.48	4.02	4.07	
		5 岁	3.69	4.94	3.13	4.31	3.50	3.91	4.77	4.31	4.14	
		6 岁	3.51	4.90	3.24	3.99	3.43	3.79	4.72	4.05	4.01	
	浙江	3 岁	3.70	4.89	3.69	3.53	3.61	3.54	3.03	3.22	3.64	3.70
		4 岁	3.67	4.89	3.61	3.49	3.46	3.39	3.38	3.39	3.66	
		5 岁	3.56	4.92	3.43	3.74	3.40	3.44	3.89	3.73	3.78	
		6 岁	3.73	4.93	3.33	3.47	3.38	3.41	3.73	3.66	3.73	
	云南	3 岁	2.58	4.61	2.66	3.76	3.41	3.25	3.12	3.59	3.44	3.47
		4 岁	2.73	4.55	2.68	3.49	3.63	3.45	3.41	3.49	3.49	
		5 岁	2.63	4.35	2.59	3.60	3.75	3.41	3.23	3.34	3.41	
		6 岁	2.99	4.6	2.78	3.27	3.85	3.60	3.46	3.33	3.53	
	四川	3 岁	3.33	4.85	3.03	2.84	2.87	3.08	2.78	2.96	3.24	3.20
		4 岁	3.30	4.81	2.81	2.89	3.09	3.07	2.69	2.75	3.19	
		5 岁	3.26	4.83	2.92	2.76	3.20	2.76	2.65	3.49	3.26	
		6 岁	3.13	4.80	2.78	2.57	2.92	2.83	2.80	2.82	3.10	

---

① 在进行个体评分时，当样本量较大情况下，先建立数据库，然后编制软件代码，用 R 语言 GAMLSSR 软件运算。

续表

性别	省名	项目	身高（a）	身高标准体重（b）	坐位体前屈（c）	立定跳远（d）	网球掷远（e）	10米折返跑（f）	走平衡木（g）	双脚连续跳（h）	小计★（Y_i）	总计▲（Y）
		权重（W_i）	10.85%	13.46%	7.59%	12.18%	10.05%	17.42%	11.81%	16.67%	100%	
女	北京	3 岁	3.86	4.95	3.59	4.26	3.50	4.24	4.02	4.05	4.12	4.21
		4 岁	3.74	4.96	3.42	4.40	3.40	4.45	4.46	4.26	4.22	
		5 岁	3.66	4.87	3.58	4.54	3.44	4.42	4.91	4.76	4.37	
		6 岁	3.67	4.99	3.57	4.14	3.27	3.98	4.74	4.19	4.13	
	浙江	3 岁	3.69	4.93	3.56	3.44	3.48	3.73	2.88	3.14	3.62	3.64
		4 岁	3.40	4.95	3.52	3.30	3.14	3.51	3.13	3.33	3.56	
		5 岁	3.59	4.95	3.47	3.63	3.15	3.76	3.76	3.70	3.79	
		6 岁	3.60	4.87	3.22	3.22	3.13	3.39	3.64	3.55	3.61	
	云南	3 岁	3.10	4.55	2.68	3.53	3.40	3.53	2.99	3.97	3.55	3.43
		4 岁	2.75	4.33	2.55	3.33	3.41	3.53	3.27	3.97	3.48	
		5 岁	2.70	4.37	2.58	3.27	3.24	3.85	3.10	3.31	3.39	
		6 岁	2.74	4.29	2.49	3.18	3.09	3.37	3.25	3.35	3.29	
	四川	3 岁	3.20	4.86	3.19	3.17	3.26	3.25	2.65	2.89	3.32	3.27
		4 岁	3.33	4.64	3.29	3.09	3.04	3.18	2.66	2.80	3.25	
		5 岁	3.22	4.65	3.12	3.14	3.05	3.07	2.71	2.95	3.25	
		6 岁	3.12	4.75	3.09	3.02	3.03	2.79	2.67	2.84	3.16	

注：★（Y_i）表示同一年龄所有项目加权得分；▲（Y）表示每个地区的总得分。

$$Y_{男}（北京）=\begin{bmatrix} 3.61 & 4.97 & 3.29 & 4.19 & 3.41 & 3.95 & 4.08 & 3.74 \\ 3.73 & 4.94 & 3.19 & 4.26 & 3.46 & 3.95 & 4.48 & 4.02 \\ 3.69 & 4.94 & 3.13 & 4.31 & 3.50 & 3.91 & 4.77 & 4.31 \\ 3.51 & 4.90 & 3.24 & 3.99 & 3.43 & 3.79 & 4.72 & 4.05 \end{bmatrix}\begin{bmatrix} 0.1085 \\ 0.1346 \\ 0.0759 \\ 0.1218 \\ 0.1005 \\ 0.1742 \\ 0.1181 \\ 0.1667 \end{bmatrix}=\begin{bmatrix} 3.96 \\ 4.07 \\ 4.14 \\ 4.01 \end{bmatrix}$$

由此可知，北京市 3 岁、4 岁、5 岁和 6 岁男学前儿童综合评分分别是 3.96 分、4.07 分、4.14 分和 4.01 分，平均得分为 4.04 分。按照上述原理与步骤，可以得出其余省市学前儿童体质综合评分情况，评分结果为：北京市 3～6 岁女学前儿童各年龄得分分别为 4.12 分、4.22 分、4.37 分、4.13 分，平均得分为 4.21 分。浙江省 3 岁、4 岁、5 岁和

6岁男学前儿童综合评分分别是3.64分、3.66分、3.78分和3.73分，平均得分为3.70分；女学前儿童各年龄得分分别是3.62分、3.56分、3.79分和3.61分，平均得分为3.64分。云南省3岁、4岁、5岁和6岁男学前儿童综合评分分别是3.44分、3.49分、3.41分和3.53分，平均得分为3.47分；女学前儿童各年龄得分分别是3.55分、3.48分、3.39分和3.29分，平均得分为3.43分。四川省3岁、4岁、5岁和6岁男学前儿童综合评分分别是3.24分、3.19分、3.26分和3.10分，平均得分为3.20分；女学前儿童各年龄得分分别是3.32分、3.25分、3.25分和3.16分，平均得分为3.27分。

通过比较4个省市学前儿童综合评价得分可知，男女学前儿童综合评价得分均为北京 > 浙江 > 云南 > 四川，这与历次体质监测显示的总分中位数结果一致，也和历次全国体质监测得到的体质综合指数吻合。4个地区体质总分的差异与学生体质健康调研结果也基本一致，说明新标准对不同体质具有良好的区分度。

❺ 本章小结

（1）本部分研制了各单项体质指标等级评分标准和等级内连续性评分方程，提供了个性化评分参考标准。应用实验表明：本评分参考标准克服了"2003年版标准"只有等级分而未考虑同等级内的个体差异、相邻等级间突变问题的缺陷。

（2）本部分研制得到了各指标"层次分析–熵值"主客观组合赋权的权重和综合评价的评分参考标准。在综合评价标准中运用加权法赋权，改变了"2003年版标准"使用等权法无法体现各指标贡献度不同的弱点。

第四章

超重、肥胖临界值的建立及应用研究

1 前言

20 世纪 80 年代以来，世界各国儿童超重与肥胖现象加剧，且低龄化趋势明显。儿童肥胖问题已经成为一个日趋严重的公共卫生问题，而且发展中国家儿童超重与肥胖率有赶超发达国家的趋势[185, 186]，联合国儿童基金会发布的《2019 年世界儿童状况》中也说明了上述状况[187]。

我国学龄前儿童单纯性肥胖在 20 世纪 80 年代初处于极低的水平，1985 年我国主要九市 0 ～ 7 岁儿童肥胖检出率男女分别为 0.91%、0.9%[188]；2005 年调查结果显示该群体男女学前儿童肥胖检出率已经达到 3.82% 和 2.48%；2015 年中国九市七岁以下儿童体格发育调查发现 0 ～ 7 岁儿童体重继续增加[189]。肥胖已经在我国学龄前儿童中开始流行[190]。《中国 0 ～ 6 岁儿童营养发展报告（2012 年）》[191] 公布的结果显示：我国城市和农村 5 岁以下儿童超重和肥胖发生率分别由 2005 年的 5.3% 和 3.9% 提高到 2010 年的 8.5% 和 6.5%。这说明不但城市幼儿超重和肥胖问题越来越突出，农村地区幼儿超重和肥胖问题也逐渐加剧。国内近 5 年大量地区性调查研究也说明 3 ～ 6 岁学前儿童超重和肥胖情况越来越严峻[192-195]，《中国儿童肥胖报告》曾预测 2020 年我国 0 ～ 7 岁幼儿肥胖检出率将达 4.8%。3 ～ 6 岁学前儿童正处于身体生长与发育敏感期，也是脂肪组织发育活跃期及重聚期，学前儿童身体快速发展[196-198]。而学龄前幼儿的体质健康对学龄前期、学龄期乃至成年后都具有重要意义。

儿童超重对体质健康有很大危害。有研究表明超重对人体各大系统都会产生不同程度损伤，特别是对运动系统、心血管系统、呼吸系统和内分泌系统等[199]，进而影响人体的体质健康、心理行为[200] 及认知水平[201] 等。在超重对体质健康影响方面，国内外有诸多研究成果，邹志春、陈佩杰等学者对上海市城区 4 687 名 7 ～ 17 岁中小学生的 20mSRT 成绩的实验研究表明，超重儿童青少年的心肺耐力水平显著低于正常体重儿童[202]；国外学者[203] 在对平均年龄为 6.7 ± 0.42 岁的 668 名儿童 6min 跑的实验中发现 6min 跑成绩与 BMI 呈显著负相关关系；2019 年佩德罗（Pedro）等[204] 对 694 名不同体重指数的 5 岁儿童的心理运动表现展开实验研究，研究发现，超重学龄前儿童心理运动能力显著低于体重正常儿童。有研究表明，约 50% 的儿童高血压伴有肥胖，超重儿童与高血压有着较大的相关性[205, 206]。另一项 6 年的纵向追踪研究发现，肥胖儿童 6 年后高血压的发病率是正常儿童的 4 ～ 5 倍[207]。还有学者研究表明，超重儿童的爆发力、柔韧素质、速度素质等与正常体重儿童相比明显较低[208-210]，而肌肉骨骼不适、行动不便的患病率较正常体重儿童显著增高[211]。

综上所述，我国儿童超重现象广泛，超重不但危害着儿童的体质健康，也危害着其成年后的体质健康。然而，国内外有关超重体型与体质健康关系的研究多集中于学龄儿童，3 ～ 6 岁学前儿童的研究相对很少。鉴于此，探求学前儿童时期超重对其体质健康影响、挖掘体型对学前儿童体质健康指标影响的"量 – 效"关系显得很有必要。因此，拟通过本章研究，尝试探求以下两个问题：①运用第二章建立的身高标准体重百分位数标准曲线，构建 3 ～ 6 岁学前儿童正常体重与超重、肥胖的临界线；②根据所构建的体重等级临界线，探究正常体重与超重幼儿的体质健康差异。

❷ 研究对象与方法

2.1 研究对象

同本书第二章"回代验证数据来源"中的"BZYC 测试"。

2.2 研究方法

本部分采用以下 3 种方法展开研究：首先，用双因素方差分析法对同性别不同年龄、不同体重组之间的体质健康进行比较分析；其次，用独立样本 t 检验对同性别同年龄组不同体重组之间的体质健康比较；最后，运用 χ^2 检验比较不同百分率之间的差异。显著性检验水平检验水准 $\alpha=0.05$。

2.3　研究指标及其测试方法

研究指标为身高、体重、BMI、20 米渐进式折返跑、握力、握力指数、15 米绕障碍跑、10 米折返跑、网球掷远、坐位体前屈、走平衡木、立定跳远、双脚连续跳和视力。具体测试方法如下。

2.3.1　身高、体重等指标

身高、体重、网球掷远、10 米折返跑、坐位体前屈、走平衡木、立定跳远和双脚连续跳等 8 项指标的测试方法与 2014 年国民体质测试指标的测试方法一致。同本书第二章。

2.3.2　20 米渐进式折返跑

（1）测试目的：研究心肺有氧耐力水平。

（2）场地器材：在平坦的地面上画长 20 米、宽 1.22 米的直线跑道若干条。跑道两端画两条标志线，为了测量效果，两端标志线上同时放置醒目的标志桶。美国版 20mSRT 音频，节拍音乐播放器和音响各 1 台。测试配音采用美国版 20mSRT 音频，测试起始速度 8.5 千米 / 小时，每一分钟节奏增加一个级别，对应速度增加 0.5 千米 / 小时。正式测试日之前，由测试员和幼儿园老师共同带领本班幼儿，在跑道上进行 20mSRT 试跑，幼儿领会和熟悉测试跑步的节奏和方法后再进行正式测试。

（3）测试方法：准备活动，测试幼儿站在起跑线后，然后播放音乐，听到"Ready....Start"后向前跑出，到对面标志线后转身等待，听到"one"后立即折返跑回，听到的数字即代表已完成的次数，如此循环往返。如有 2 次跟不上节奏，则测试结束，该幼儿退出，并记录数字。在跑动过程中，如果没有跑到对面标志线前，音乐已报出下一个数字，则认为"跟不上节奏"。

（4）注意事项：①测试员与幼儿园老师提前 1 天一起指导幼儿进行预测试，让幼儿熟悉测试时的跑步方法。②由于该音乐会有节奏地调整，且越来越快，故测试中要求幼儿尽量保持匀速跑，并根据音乐的节奏不断调整跑速。③小班幼儿由一名测试员领跑，中班和大班幼儿由测试员引导。

2.3.3　握力

（1）测试目的：测量上肢力量。

（2）测试仪器：幼儿握力测试仪（握力计规格 0 ～ 99.9kgf，分度值 0.1kgf）。

（3）测试方法：测试前，以班级为单位，在幼儿园老师的组织下，由测试员向幼儿演示测量方法。正式测试时，测试员先将握力测试仪的握距调到适当位置，且握力显示定格在"0.0"数值上。测试要求做到：身体直立，两脚自然分开，与肩同宽，两臂斜下垂，掌心向内，用最大的力紧握内外握柄；同时不摆臂、不下蹲、不能让握力测试计接触身体等。每个人测试 2 次，测试人员记录最大值，以 kg 为单位，精确到小数点后 1 位。

2.3.4 15 米绕障碍跑

（1）测试目的：测试评价协调、速度素质。

（2）场地器材：平坦地面上，相距 15 米的跑道两端画起点线和终点线，在离起点线 3 米处放置第 1 个标志桶，然后依次每隔 1.5 米放置 1 个大锥筒（见图 4-1），共放置 7 个。秒表若干块。

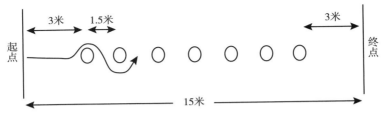

图 4-1 15 米绕障碍跑示意图

（3）测试方法：受试者 2 人一组，从起点开始跑，绕过锥筒越过终点线，记录越过终点线的时间，以秒为单位，精确到 0.1 秒，每位幼儿测量 2 次，取最好成绩。

2.3.5 视力

（1）测试目的：测试幼儿视力状况，筛查不良视力。

（2）测试仪器：中华医学会眼科学分会斜视与小儿眼科学组 2011 年推荐的检查方法及视力不良参考标准中明确指出：年龄在 3 岁及以上的儿童，可使用目前我国通用的国际标准视力表检查视力[212-214]。本研究采用具有灯箱的标准对数视力表进行检查，灯箱亮度标准不低于 200 坎德拉 / 平方米。

（3）测试方法：测试前，视力表放置高度为对数视力表 1.0 行视标与受检者的眼睛基本平行的位置，然后打开视力表灯箱电源开关。受检者在距离视力表 3 米处站立，用遮眼板将左眼遮住，先查右眼，然后查左眼，都是裸眼视力。被检者先看清最大一行标记，如能辨认，则自上而下，由大到小，逐级将较小标记指给检查者看，直至查出能清楚辨认的最小一行标记，受检者读出每个视标的时间不得超过 5 秒。

（4）视力判断标准：注视功能较差、以左右眼视力较低的眼为参考，在排除器质性病变后，可以诊断为弱视；年龄在 3 ~ 5 岁幼儿视力的正常值下限为 0.5，6 岁幼儿视力的正常值下限为 0.7。

❸ 基于身高标准体重的超重、肥胖界值线划分

国内外对幼儿超重、肥胖的判定标准主要根据身高体重标准和 BMI 两种指标制定。在身高标准体重方面，我国卫生部于 2009 年根据 2005 年抽测得到的我国 9 个省会城市的幼儿体格数据制定了身高别体重百分位数标准曲线，然后在该百分位数标准曲线中以相同身高对应体重的 1 个标准差、2 个标准差分别作为超重、肥胖界值线[215]，相应得出了以 2cm 为区间的超重、肥胖临界值。蒋一方运用 LMS 法研制了上海市 0 ~ 11.5 岁儿童身高别体重百分位数标准，并根据中位数百分比研制了上海市超重、肥胖标准。WHO 在 2006 年公布了 5 岁以下儿童的身高标准体重百分位数标准曲线[216]，并依据该曲线划定 0 ~ 5 岁幼儿超重临界值。在 BMI 方面，超重、肥胖界值点普遍把学龄前和学龄期儿童放在一起制定[217]。界值点的表达方式目前主要有 4 种，即百分位数法、标准差记分法、中位数百分比和与成年人界值点接轨法，有文献建议制定幼儿超重临界值时选择标准差记分法[218]。

基于此，参照卫生部相关研究方法[219]，选择身高别体重百分位数标准曲线，以同性别、同身高对应体重 +1SD、+2SD 分别作为超重、肥胖的临界线。本研究 +1SD、+2SD 数据见本书第二章制定的身高标准体重百分位数标准曲线参考值（见表 1-4、表 1-8），将其转换成各年龄身高对应超重、肥胖临界值如表 4-1 所示。如 3 岁男学前儿童身高为 100 ~ 102cm 时，体重超过 17.3kg、19.2kg 分别为超重、肥胖。

由于表格法使用时需要查表不方便，且表格中身高为 2cm 区间内体重标准一样，精度有所欠缺，所以笔者分性别、年龄构建了身高别体重回归方程，最终形成超重、肥胖的临界线公式，具体如下（其中 x 为身高，Y 为身高对应的体重；简化公式与本研究标准拟合系数 R^2 都大于 0.99，拟合效果较优）。

表 4-1　各身高区间对应超重、肥胖临界值

单位：kg

	3 岁				4 岁				5 岁				6 岁			
身高（cm）	男		女		身高（cm）	男		女		身高（cm）	男		女		身高（cm）	男		女	
	超重界值	肥胖界值	超重界值	肥胖界值		超重界值	肥胖界值	超重界值	肥胖界值		超重界值	肥胖界值	超重界值	肥胖界值		超重界值	肥胖界值	超重界值	肥胖界值
80	12.0	13.5	12.2	13.8	90	13.8	14.6	13.6	15.1	96	15.3	16.2	16.1	19.0	104	17.0	18.9	17.6	19.7
82	12.5	14.0	12.6	14.2	92	14.3	15.3	14.2	15.8	98	15.9	17.0	16.5	19.1	106	17.8	19.9	18.3	20.6
84	12.9	14.5	12.9	14.5	94	14.9	16.0	14.8	16.6	100	16.5	17.8	16.9	19.3	108	18.5	21.0	19.0	21.5

	3岁					4岁					5岁					6岁			
身高（cm）	男		女		身高（cm）	男		女		身高（cm）	男		女		身高（cm）	男		女	
	超重界值	肥胖界值	超重界值	肥胖界值		超重界值	肥胖界值	超重界值	肥胖界值		超重界值	肥胖界值	超重界值	肥胖界值		超重界值	肥胖界值	超重界值	肥胖界值
86	13.4	15.1	13.3	14.9	96	15.5	16.7	15.5	17.2	102	17.2	18.7	17.3	19.8	110	19.3	22.1	19.8	22.5
88	13.9	15.7	13.7	15.3	98	16.2	17.5	16.1	17.9	104	17.9	19.7	17.7	20.5	112	20.0	23.4	20.7	23.6
90	14.4	16.2	14.2	15.8	100	16.9	18.3	16.8	18.6	106	18.6	20.7	18.3	21.1	114	20.9	24.7	21.6	24.7
92	14.9	16.7	14.6	16.3	102	17.6	19.2	17.4	19.3	108	19.4	21.7	19.2	21.9	116	21.8	26.1	22.6	26.0
94	15.4	17.1	15.1	16.9	104	18.3	20.1	18.1	20.1	110	20.3	22.9	20.1	22.8	118	22.9	27.6	23.7	27.4
96	16.0	17.7	15.7	17.5	106	19.1	21.1	18.9	21.0	112	21.3	24.3	21.0	24.0	120	24.2	29.2	25.0	28.9
98	16.6	18.4	16.4	18.1	108	20.0	22.2	19.8	22.1	114	22.5	25.9	22.1	25.1	122	25.7	30.8	26.4	30.4
100	17.3	19.2	17.1	18.8	110	21.0	23.4	20.8	23.3	116	23.7	27.7	23.2	26.2	124	27.3	32.5	27.9	31.9
102	18.0	20.0	17.9	19.5	112	22.0	24.8	21.8	24.5	118	25.2	29.4	24.3	27.3	126	29.0	34.3	29.5	33.3
104	18.8	20.9	18.6	20.2	114	23.1	26.2	22.8	25.7	120	26.7	30.9	25.4	28.5	128	30.7	36.1	31.1	34.7
106	19.7	21.9	19.3	21.0	116	24.3	27.4	23.9	27.1	122	28.3	32.1	26.6	29.7	130	32.4	38.1	32.8	36.1
108	20.6	23.0	20.1	21.9	118	25.4	28.5	25.1	28.6	124	30.0	33.3	27.8	30.7	132	34.2	40.1	34.6	37.8
110	21.5	24.0	20.9	22.8	120	26.5	29.6	26.3	30.2	126	31.6	34.5	29.2	31.8	134	36.1	42.2	36.5	39.6
112	22.4	25.0	21.7	23.7	122	27.7	30.8	27.6	31.8	128	33.3	35.9	30.8	33.3	136	38.0	44.4	38.5	41.4
114	23.4	25.9	22.5	24.7	124	29.0	32.1	29.0	33.6	130	35.2	37.5	32.4	34.8	138	40.1	46.6	40.5	43.5

注：身高区间为2cm，超重、肥胖界值为身高对应的体重值。

（1）男学前儿童

$$Y_{超重}（3岁）= 0.0046x^2 - 0.55x + 27.35 \qquad (R^2 = 0.9992)$$

$$Y_{超重}（4岁）= 0.0061x^2 - 0.86x + 41.96 \qquad (R^2 = 0.9990)$$

$$Y_{超重}（5岁）= 0.0113x^2 - 1.99x + 101.93 \qquad (R^2 = 0.9996)$$

$$Y_{超重}（6岁）= 0.0120x^2 - 2.26x + 121.26 \qquad (R^2 = 0.9997)$$

$$Y_{肥胖}（3岁）= 0.0038x^2 - 0.63x + 27.69 \qquad (R^2 = 0.9988)$$

$$Y_{肥胖}（4岁）= 0.0053x^2 + 0.15x - 15.51 \qquad (R^2 = 0.9931)$$

$$Y_{肥胖}（5岁）= 0.0059x^2 - 0.7x + 28.62 \qquad (R^2 = 0.9965)$$

$$Y_{肥胖}（6岁）= 0.0098x^2 - 1.58x + 77.01 \qquad (R^2 = 0.9996)$$

（2）女学前儿童

$$Y_{超重}（3岁）= 0.0043x^2 - 0.54x + 27.66 \qquad (R^2 = 0.9993)$$

$$Y_{超重}(4岁) = 0.0065x^2 - 0.96x + 47.10 \qquad (R^2 = 0.9996)$$

$$Y_{超重}(5岁) = 0.0094x^2 - 1.66x + 88.85 \qquad (R^2 = 0.9994)$$

$$Y_{超重}(6岁) = 0.0115x^2 - 2.13x + 114.3 \qquad (R^2 = 0.9999)$$

$$Y_{肥胖}(3岁) = 0.0051x^2 - 0.68x + 35.63 \qquad (R^2 = 0.9984)$$

$$Y_{肥胖}(4岁) = 0.0094x^2 - 1.49x + 73.34 \qquad (R^2 = 0.9989)$$

$$Y_{肥胖}(5岁) = 0.0084x^2 - 1.43x + 77.99 \qquad (R^2 = 0.9878)$$

$$Y_{肥胖}(6岁) = 0.0079x^2 - 1.23x + 61.68 \qquad (R^2 = 0.9994)$$

使用临界线公式时，只需在公式中代入身高 x，即可获得对应的超重、肥胖临界值 Y。公式也可以做成在线测评软件，使用效率会比表格法提高很多。

❹ 研究结果

4.1　正常体重和超重分布情况

运用所构建的超重、肥胖临界线公式，对北京、浙江测试的 5 154 个有效样本量分类，其中男学前儿童 2 663 人、女学前儿童 2 491 人，结果如表 4-2 所示。其中，正常体重组男女分别为 2 083 人（78.22%）、2 001 人（80.33%），超重组男女分别为 504 人（18.94%）、397 人（15.96%），体瘦组男女分别为 76 人（2.85%）、93 人（3.73%），体瘦判定标准参考相关文献方法，为低于原始数据第 5 百分位数的个体。筛查结果可知：超重检出率较大，且男学前儿童大于女学前儿童（$P<0.01$）。考虑到随着营养状况的改善，体瘦的人数较少，而超重增长速度很快，这对儿童健康的危害巨大，所以本研究只涉及正常组和超重组之间的比较。

表 4-2　3～6 岁学前儿童体瘦、正常和超重分布一览表

性别	年龄	体瘦组		正常体重组		超重组	
		人数	检出率（%）	人数	检出率（%）	人数	检出率（%）
男	3 岁	16	2.74	456	77.95	113	19.32
	4 岁	20	2.87	542	77.65	136	19.48
	5 岁	18	2.65	536	78.82	126	18.53
	6 岁	22	3.14	549	78.43	129	18.43
	合计	76	2.85	2,083	78.22	504	18.94

性别	年龄	体瘦组		正常体重组		超重组	
		人数	检出率（%）	人数	检出率（%）	人数	检出率（%）
女	3 岁	19	3.46	443	80.69	87	15.85
	4 岁	25	3.99	507	80.86	95	15.15
	5 岁	22	3.44	512	80.13	105	16.43
	6 岁	27	3.99	539	79.62	111	16.40
	合计	93	3.73	2,001	80.33	397	15.96

注：男女体瘦、超重检出率卡方检验 $P<0.01$。

4.2　正常体重与超重学前儿童的身体形态比较

身高、体重和 BMI 是反映身体形态发育水平的重要指标，对评价学前儿童营养状况具有重要意义。由表 4-3 可知，所有同性别同年龄的正常组与超重组身高差异均具有统计学意义（$P<0.01$），且男女学前儿童均表现为超重组的身高大于正常组。这说明超重者生长发育更加旺盛，同时存在高大肥胖型的体型特征，这一发现与富兰克林（Franklin）研究认为的"个高的儿童往往比较矮的儿童有更大的 BMI"[220] 一致。通过比较正常体重组与超重组 BMI 可知：所有同性别同年龄组的超重组 BMI 均显著大于正常体重组，其差异具有统计学意义（$P<0.01$）。

表 4-3　体重正常与超重学前儿童身体形态指标比较

指标	年龄	男				女			
		正常体重 $\bar{X}$+SD	超重 $\bar{X}$+SD	t 值	P 值	正常体重 $\bar{X}$+SD	超重 $\bar{X}$+SD	t 值	P 值
身高	3 岁	102.57 ± 4.23	103.95 ± 4.43	−2.99*	0.003	101.47 ± 4.42	102.66 ± 5.02	−2.05*	0.041
	4 岁	107.85 ± 4.27	110.28 ± 4.83	−5.36*	0.000	106.62 ± 4.44	108.56 ± 4.76	−3.67*	0.000
	5 岁	114.45 ± 4.60	117.44 ± 4.94	−6.19*	0.000	113.43 ± 4.74	116.11 ± 4.62	−5.39*	0.000
	6 岁	119.71 ± 4.84	123.23 ± 4.91	−7.35*	0.000	118.84 ± 4.63	121.86 ± 5.38	−5.52*	0.000
体重	3 岁	16.42 ± 1.63	19.50 ± 2.19	−14.08*	0.000	15.84 ± 1.66	18.97 ± 2.38	−11.73*	0.000
	4 岁	18.01 ± 1.81	22.24 ± 2.73	−17.19*	0.000	17.38 ± 1.77	21.30 ± 2.69	−13.66*	0.000
	5 岁	20.18 ± 2.06	25.80 ± 3.44	−17.65*	0.000	19.43 ± 2.04	24.85 ± 3.01	−17.64*	0.000
	6 岁	22.00 ± 2.27	28.70 ± 3.83	−19.16*	0.000	21.36 ± 2.21	27.59 ± 3.39	−18.56*	0.000
BMI	3 岁	15.58 ± 0.81	18.00 ± 1.03	−23.23*	0.000	15.24 ± 0.89	18.12 ± 1.47	−17.64*	0.000
	4 岁	15.45 ± 0.81	18.23 ± 1.35	−23.01*	0.000	15.08 ± 0.91	18.24 ± 1.59	−18.77*	0.000
	5 岁	15.37 ± 0.84	18.64 ± 1.61	−22.10*	0.000	14.95 ± 0.92	18.47 ± 1.66	−21.03*	0.000
	6 岁	15.31 ± 0.88	18.84 ± 1.65	−23.55*	0.000	14.91 ± 0.94	18.53 ± 1.53	−24.02*	0.000

注：★表示 $P<0.01$。

4.3　正常体重与超重学前儿童 20 米渐进式折返跑成绩比较

20 米渐进式折返跑（20mSRT）是一种亚极限负荷的有氧耐力测试方法，也被称为渐进式心肺有氧耐力节奏跑，其主要反映心肺有氧耐力水平，是评价心肺机能的重要指标[221]。

本研究通过 20mSRT 双因素方差分析可知：在男学前儿童方面，正常体重组与超重组差异有统计学意义（$F=8.175$，$P<0.01$），不同年龄组间差异有统计学意义（$F=14.705$，$P<0.01$），体重等级与年龄交互作用无统计学差异（$F=0.839$，$P>0.05$）；在女学前儿童方面，正常体重组与超重组差异有统计学意义（$F=4.143$，$P<0.01$），不同年龄组间差异有统计学意义（$F=11.700$，$P<0.01$），体重等级与年龄交互作用无统计学差异（$F=0.301$，$P>0.05$）。

进一步比较同龄的正常体重组与超重组的 20mSRT 成绩（见表 4-4）发现：同性别同年龄组的差异均有统计学意义（3 岁 $P<0.05$，4 岁、5 岁、6 岁 $P<0.01$），且 20mSRT 成绩均为正常体重组大于超重组，同时随年龄增加成绩差距加大。这说明超重是影响学前儿童 20mSRT 成绩的因素，其降低了学前儿童心肺耐力水平，因此，适当控制体重，对提高学前儿童有氧耐力水平有积极作用。

表 4-4　正常体重与超重学前儿童身体机能（20mSRT）比较

年龄	男				女			
	正常体重 $\bar{X} \pm SD$	超重 $\bar{X} \pm SD$	t 值	P 值	正常体重 $\bar{X} \pm SD$	超重 $\bar{X} \pm SD$	t 值	P 值
3 岁	5.79 ± 4.01	4.92 ± 3.29	2.13*	0.033	5.43 ± 2.76	4.75 ± 2.66	2.12*	0.035
4 岁	7.78 ± 3.52	6.19 ± 2.90	4.87★	0.000	7.76 ± 3.33	6.33 ± 2.25	4.01★	0.000
5 岁	10.33 ± 5.36	8.47 ± 3.53	3.71★	0.000	9.42 ± 4.14	8.37 ± 3.11	2.45*	0.014
6 岁	12.66 ± 7.29	9.12 ± 3.59	5.37★	0.000	10.31 ± 4.36	8.63 ± 3.14	3.86★	0.000

注：* 表示 $P<0.05$，★ 表示 $P<0.01$。

4.4　正常体重与超重学前儿童的身体素质指标比较

本部分通过对正常体重与超重学前儿童的 15 米绕障碍跑、10 米折返跑、双脚连续跳、走平衡木、握力、网球掷远、立定跳远和坐位体前屈等各项身体素质指标进行比较研究，结果如表 4-5 所示。具体比较分析如下。

（1）通过对坐位体前屈进行双因素方差分析可知：①在男学前儿童方面，正常体重组与超重组差异无统计学意义（$F=1.658$，$P>0.05$），不同年龄组间差异有统计学意义（$F=19.681$，$P<0.01$），体重等级与年龄交互作用无统计学意义（$F=1.723$，$P>0.05$）；

②在女学前儿童方面，正常体重组与超重组差异无统计学意义（$F=1.192$，$P>0.05$），不同年龄组间差异有统计学意义（$F=2.922$，$P<0.05$），体重等级与年龄交互作用无统计学差异（$F=1.306$，$P>0.05$）。同性别同年龄不同体重组差异均无统计学意义（$P>0.05$）。

（2）通过对10米折返跑进行双因素方差分析可知：①在男学前儿童方面，正常体重组与超重组差异有统计学意义（$F=5.965$，$P<0.01$），不同年龄组间差异有统计学意义（$F=272.106$，$P<0.01$），体重等级与年龄交互作用无统计学意义（$F=1.891$，$P>0.05$）；②在女学前儿童方面，体重正常组与超重组差异有统计学意义（$F=6.371$，$P<0.01$），不同年龄组间差异有统计学意义（$F=298.5$，$P<0.01$），体重等级与年龄交互作用无统计学差异（$F=1.202$，$P>0.05$）；③进一步比较同龄正常体重组与超重组的成绩，所有男学前儿童同龄正常体重组10米折返跑成绩均好于超重组，其中4岁、5岁和6岁同龄组学前儿童成绩差异均有统计学意义（$P<0.05$），女学前儿童与男学前儿童有类似结果。

（3）通过对15米绕障碍跑进行双因素方差分析可知：①在男学前儿童方面，正常体重组与超重组差异有统计学意义（$F=9.797$，$P<0.01$），不同年龄组间差异有统计学意义（$F=192.372$，$P<0.01$），体重等级与年龄交互作用无统计学意义（$F=0.308$，$P>0.05$）；②在女学前儿童方面，体重正常组与超重组差异有统计学意义（$F=11.201$，$P<0.01$），不同年龄组间差异有统计学意义（$F=226.621$，$P<0.01$），体重等级与年龄交互作用无统计学差异（$F=0.206$，$P>0.05$）；③进一步比较同龄正常体重组与超重组之间的成绩，所有男学前儿童同龄正常体重组15米绕障碍跑成绩均好于超重组，其中4岁、5岁和6岁同龄组学前儿童成绩差异都有统计学意义（$P<0.05$），女学前儿童与男学前儿童有类似结果。

（4）通过对立定跳远进行双因素方差分析可知：①在男学前儿童方面，正常体重组与超重组差异有统计学意义（$F=7.341$，$P<0.01$），不同年龄组间差异有统计学意义（$F=486.89$，$P<0.01$），体重等级与年龄交互作用无统计学意义（$F=1.321$，$P>0.05$）；②在女学前儿童方面，正常体重组与超重组差异有统计学意义（$F=6.331$，$P<0.01$），不同年龄组间差异有统计学意义（$F=340.798$，$P<0.01$），体重等级与年龄交互作用无统计学差异（$F=1.293$，$P>0.05$）；③进一步比较同龄正常体重组与超重组的成绩，同性别同年龄正常体重组立定跳远成绩比超重组好，其中男3岁、5岁、6岁和女5岁、6岁学前儿童正常体重组与超重组差异有统计学意义（$P<0.05$），其余组差异没有统计学意义。

（5）通过对握力进行双因素方差分析可知：①在男学前儿童方面，正常体重组与超重组差异无统计学意义（$F=1.349$，$P>0.05$），不同年龄组间差异有统计学意义（$F=67.248$，$P<0.01$），体重等级与年龄交互作用有统计学意义（$F=4.041$，$P<0.05$）；②在女学前儿童方面，正常体重组与超重组差异无统计学意义（$F=1.273$，$P>0.05$），不同年龄组间差异有统计学意义（$F=42.152$，$P<0.01$），体重等级与年龄交互作用无统计学意义（$F=1.675$，$P>0.05$）；③进一步比较同龄正常体重组与超重组的成绩，所有同性别同年龄体重正常组握力成绩略低于超重组，但差异都无统计学意义（$P<0.05$）。

（6）通过对网球掷远进行双因素方差分析可知：①在男学前儿童方面，正常体重组与超重组差异有统计学意义（$F=6.341$，$P<0.01$），不同年龄组间差异有统计学意义（$F=486.89$，$P<0.01$），体重等级与年龄交互作用无统计学意义（$F=1.021$，$P>0.05$）；②在女学前儿童方面，正常体重组与超重组差异有统计学意义（$F=9.053$，$P<0.01$），不同年龄组间差异有统计学意义（$F=310.246$，$P<0.01$），体重等级与年龄交互作用无统计学意义（$F=1.298$，$P>0.05$）；③进一步比较同龄正常体重组与超重组的成绩，同性别同年龄学前儿童正常体重组成绩总体比超重组差，其中男5岁、6岁和女6岁学前儿童正常体重组与超重组差异有统计学意义（$P<0.05$），其余年龄组差异无统计学意义。

（7）通过对双脚连续跳进行双因素方差分析可知：①在男学前儿童方面，正常体重组与超重组差异有统计学意义（$F=5.432$，$P<0.05$），不同年龄组间差异有统计学意义（$F=385.046$，$P<0.01$），体重等级与年龄交互作用无统计学意义（$F=0.968$，$P>0.05$）；②在女学前儿童方面，正常体重组与超重组差异有统计学意义（$F=4.827$，$P<0.05$），不同年龄组间差异有统计学意义（$F=245.125$，$P<0.01$），体重等级与年龄交互作用无统计学意义（$F=0.487$，$P>0.05$）；③进一步比较同龄正常体重组与超重组双脚连续跳成绩，4岁、5岁男学前儿童正常体重组与超重组差异有统计学意义（$P<0.05$），5岁学前儿童正常体重组与超重组差异有统计学意义（$P<0.05$）。

表 4-5 体重正常与超重学前儿童身体素质比较

指标	年龄	男学前儿童				女学前儿童			
		正常体重 $\bar{X} \pm SD$	超重 $\bar{X} \pm SD$	t 值	P 值	正常体重 $\bar{X} \pm SD$	超重 $\bar{X} \pm SD$	t 值	P 值
坐位体前屈（cm）	3岁	10.96 ± 3.91	11.58 ± 3.86	-1.52	0.129	12.49 ± 3.47	12.96 ± 3.56	-1.07	0.285
	4岁	10.58 ± 3.99	11.23 ± 3.83	-1.77	0.078	12.64 ± 3.62	12.84 ± 3.51	-0.49	0.624
	5岁	9.97 ± 4.20	10.12 ± 4.49	-0.35	0.724	12.53 ± 4.04	12.69 ± 4.49	-0.33	0.742
	6岁	9.39 ± 4.71	9.57 ± 4.41	-0.41	0.684	12.38 ± 4.47	12.49 ± 4.12	-0.24	0.810
10米折返跑（s）	3岁	8.61 ± 1.39	8.65 ± 1.29	-0.29	0.772	9.00 ± 1.46	9.11 ± 1.46	-0.66	0.510
	4岁	7.74 ± 1.05	7.89 ± 1.01	-1.47	0.142	7.96 ± 1.09	8.19 ± 1.01	-2.01^*	0.045
	5岁	6.87 ± 0.87	7.11 ± 1.02	-2.50^*	0.013	7.12 ± 0.93	7.34 ± 1.00	-2.10^*	0.036
	6岁	6.41 ± 0.65	6.57 ± 0.59	-2.75^*	0.006	6.66 ± 0.76	6.84 ± 0.67	-2.47^*	0.014

指标	年龄	男学前儿童				女学前儿童			
		正常体重 $\bar{X} \pm SD$	超重 $\bar{X} \pm SD$	t 值	P 值	正常体重 $\bar{X} \pm SD$	超重 $\bar{X} \pm SD$	t 值	P 值
15米绕障碍跑（s）	3岁	9.62 ± 0.98	9.81 ± 1.07	−1.68	0.094	9.78 ± 0.83	9.99 ± 1.06	−1.69	0.092
	4岁	8.47 ± 1.10	8.75 ± 1.25	−2.33*	0.020	8.61 ± 1.60	8.91 ± 0.98	−2.43*	0.015
	5岁	6.81 ± 0.87	7.26 ± 1.22	−3.89★	0.000	7.04 ± 0.73	7.45 ± 1.12	−3.56★	0.000
	6岁	6.31 ± 0.81	6.65 ± 1.08	−3.38★	0.001	6.68 ± 1.06	6.97 ± 1.04	−2.62★	0.009
立定跳远（cm）	3岁	68.82 ± 18.55	65.08 ± 17.83	1.98*	0.048	64.19 ± 18.23	61.96 ± 16.66	1.12	0.263
	4岁	83.89 ± 18.37	81.54 ± 18.25	1.34	0.180	77.85 ± 16.33	76.12 ± 16.12	0.95	0.342
	5岁	102.93 ± 17.05	99.43 ± 16.69	2.11*	0.035	95.24 ± 15.19	92.03 ± 14.89	1.97*	0.049
	6岁	113.00 ± 17.24	108.92 ± 16.64	2.49*	0.013	103.64 ± 16.81	99.67 ± 14.48	2.32*	0.021
握力（kg）	3岁	4.58 ± 1.34	4.63 ± 0.40	−0.74	0.460	4.46 ± 0.93	4.56 ± 1.11	−0.74	0.460
	4岁	5.46 ± 1.87	5.57 ± 1.87	−0.60	0.549	4.88 ± 2.00	4.96 ± 1.45	−0.60	0.549
	5岁	6.93 ± 2.41	6.95 ± 2.35	−0.09	0.928	6.40 ± 2.23	6.46 ± 1.88	−0.09	0.928
	6岁	8.93 ± 2.13	9.14 ± 0.96	−1.69	0.091	7.82 ± 2.03	8.12 ± 2.05	−1.69	0.092
网球掷远（cm）	3岁	3.74 ± 1.38	3.92 ± 1.68	−1.13	0.259	3.39 ± 1.12	3.30 ± 1.09	0.72	0.472
	4岁	4.87 ± 1.69	5.11 ± 1.89	−1.41	0.159	3.78 ± 1.17	3.88 ± 1.28	−0.77	0.442
	5岁	6.32 ± 1.03	6.58 ± 1.41	−2.36*	0.019	4.86 ± 1.34	5.01 ± 1.46	−1.04	0.299
	6岁	7.64 ± 1.49	7.94 ± 1.49	−2.12*	0.034	6.01 ± 1.63	6.41 ± 1.61	−2.32*	0.021
双脚连续跳（s）	3岁	9.56 ± 3.28	9.82 ± 3.56	−0.74	0.460	9.64 ± 3.08	9.76 ± 3.81	−0.35	0.726
	4岁	7.47 ± 2.17	7.79 ± 2.23	−1.53	0.126	7.51 ± 2.28	7.65 ± 2.72	−1.05	0.294
	5岁	5.93 ± 1.46	6.28 ± 1.54	−2.40*	0.017	6.01 ± 1.32	6.24 ± 1.77	−1.64	0.102
	6岁	5.42 ± 1.26	5.69 ± 1.01	−2.27*	0.024	5.47 ± 1.13	5.73 ± 1.11	−2.36*	0.019
走平衡木（s）	3岁	12.89 ± 7.49	14.05 ± 7.49	−1.47	0.142	14.23 ± 8.40	14.59 ± 8.45	−0.36	0.719
	4岁	11.23 ± 6.41	11.22 ± 6.47	−2.20*	0.028	10.09 ± 7.54	11.91 ± 7.86	−2.07*	0.039
	5岁	7.16 ± 5.45	8.26 ± 5.45	−2.04*	0.042	6.70 ± 5.40	8.22 ± 5.76	−2.49*	0.013
	6岁	5.26 ± 4.28	6.23 ± 4.28	−2.32*	0.021	5.49 ± 4.99	6.53 ± 4.57	−2.15*	0.032

注：* 表示 $P<0.05$，★ 表示 $P<0.01$。

（8）通过对走平衡木完成时间进行双因素方差分析可知：①在男学前儿童方面，正常体重组与超重组差异有统计学意义（$F=8.963$，$P<0.01$），不同年龄组间差异有统计学意义（$F=393.275$，$P<0.01$），体重等级与年龄交互作用有统计学意义（$F=2.577$，$P<0.05$）；②在女学前儿童方面，正常体重组与超重组差异有统计学意义（$F=9.981$，

$P<0.05$），不同年龄组间差异有统计学意义（$F=257.498$，$P<0.01$），体重等级与年龄交互作用有统计学意义（$F=3.714$，$P<0.05$）；③进一步比较同龄正常体重组与超重组的成绩，所有同性别同年龄正常体重组成绩都好于超重组，且除 3 岁组外，其余年龄学前儿童正常体重组与超重组差异都有统计学意义（$P<0.05$）。

4.5 正常体重与超重学前儿童的视力比较

根据中华医学会眼科学分会斜视与小儿眼科学组标准，3 ～ 5 岁儿童视力的正常值下限为 0.5（五分制为 4.7），6 岁及以上儿童视力的正常值下限为 0.7（五分制为 4.85）。

通过对视力双因素方差分析可知：男、女正常体重组与超重组差异有统计学意义（$F_{男}=5.658$，$P<0.01$；$F_{女}=6.312$，$P<0.01$），不同年龄组间的差异有统计学意义（$F_{男}=59.681$，$P<0.01$；$F_{女}=75.774$，$P<0.01$），体重等级与年龄交互作用无统计学意义（$F_{男}=1.723$，$P>0.05$；$F_{女}=0.756$，$P>0.05$）。进一步分析同性别同年龄组间差异，各年龄组正常体重组视力总体好于超重组，但除了 6 岁存在差异（$P<0.05$），其余年龄都不存在显著性差异（见表 4-6）。

表 4-6 正常体重与超重学前儿童视力水平比较

年龄	男				女			
	正常体重 $\bar{X} \pm SD$	超重 $\bar{X} \pm SD$	t 值	P 值	正常体重 $\bar{X} \pm SD$	超重 $\bar{X} \pm SD$	t 值	P 值
3 岁	0.55 ± 0.13	0.55 ± 0.10	0.00	1.000	0.54 ± 0.11	0.53 ± 0.13	0.53	0.596
4 岁	0.65 ± 0.16	0.64 ± 0.14	0.67	0.503	0.65 ± 0.14	0.64 ± 0.12	0.65	0.516
5 岁	0.74 ± 0.17	0.73 ± 0.18	1.17	0.242	0.75 ± 0.13	0.73 ± 0.18	1.55	0.122
6 岁	0.79 ± 0.19	0.76 ± 0.16	2.22*	0.027	0.81 ± 0.19	0.77 ± 0.18	2.04*	0.042

注：* 表示 $P<0.05$。

4.6 正常体重组与超重组体质的总分比较

根据本研究所建立的学前儿童体质评分标准，以年龄和体重等级为固定因子对学前儿童体质总分进行双因素方差分析，由此可知，在男学前儿童方面，正常体重组与超重组差异有统计学意义（$F=273.831$，$P<0.01$），不同年龄组间的差异有统计学意义（$F=2.035$，$P<0.05$），体重等级与年龄交互作用有统计学意义（$F=2.240$，$P<0.05$），所有年龄组正常体重组与超重组体质总分的差异都有统计学意义（$P<0.01$）（见表 4-7）。通过控制年龄因素的偏相关分析可知 BMI 与体质总分显著负相关（$r= - 2.58$，$P=0.00$）。在女学前儿童方面，体质总分正常体重组与超重组差异有统计学意义（$F=110.395$，

$P<0.01$），不同年龄组间差异有统计学意义（$F=2.053$，$P<0.05$），体重等级与年龄交互作用有统计学差异（$F=2.543$，$P<0.05$），所有年龄组正常体重组与超重组体质总分的差异都有统计学意义（$P<0.01$）。通过控制年龄因素的偏相关分析可知 BMI 与体质总分显著负相关（$r=-0.129$，$P=0.00$）。

表 4-7　体重正常与超重学前儿童体质总分比较

年龄	男				女			
	正常体重组 $\bar{X} \pm SD$	超重组 $\bar{X} \pm SD$	t 值	P 值	正常体重组 $\bar{X} + SD$	超重组 $\bar{X} + SD$	t 值	P 值
3 岁	3.49 ± 0.53	3.21 ± 0.47	5.17 ★	0.000	3.46 ± 0.54	3.29 ± 0.51	2.67 ★	0.008
4 岁	3.45 ± 0.52	3.13 ± 0.52	6.37 ★	0.000	3.53 ± 0.50	3.33 ± 0.46	3.58 ★	0.000
5 岁	3.57 ± 0.51	3.15 ± 0.48	8.34 ★	0.000	3.59 ± 0.46	3.27 ± 0.49	6.20 ★	0.000
6 岁	3.53 ± 0.50	3.13 ± 0.49	8.21 ★	0.000	3.61 ± 0.51	3.30 ± 0.47	5.92 ★	0.000

注：★表示 $P<0.01$。

❺ 讨论与分析

5.1　与 IOTF 标准诊断超重、肥胖率的差异

IOTF 在肥胖研究领域具有重要影响力，目前已成为肥胖界权威信息渠道之一。2000 年，科尔（Cole）等对巴西、英国、新加坡、荷兰、美国等国家和地区的儿童体格调查数据，运用 LMS 法建立了 BMI 百分位数标准曲线，并将曲线在 18 岁时通过成年人界值点（即 BMI=30kg/m^2）所对应的百分位数定义为 2 ～ 18 岁儿童与青少年的肥胖临界线，将 BMI=25kg/m^2 所对应的百分位数曲线定义为超重临界线。该标准已成为 IOTF 的超重、肥胖界值标准。3 ～ 6 岁各年龄组简化的界值点如表 4-8 所示。

表 4-8　IOTF 3 ～ 6 岁学前儿童超重、肥胖筛查 BMI 分类标准

年龄	男学前儿童		女学前儿童	
	超重	肥胖	超重	肥胖
3 岁	17.79	19.48	17.89	19.30
4 岁	17.51	19.28	17.24	19.14
5 岁	17.44	19.39	17.18	19.26
6 岁	17.63	20.01	17.44	19.87

运用 IOTF 标准和本研究超重界值公式分别对北京和浙江（BZYC 测试）的实验数据进行超重率、肥胖率筛查（见表 4-9），比较发现两者之间的差异。运用本研究标准进行筛查的结果为：男学前儿童平均超重检出率为 18.94%、肥胖率为 5.64%，女学前儿童平均超重检出率为 15.96%、肥胖率为 4.13%。运用 IOTF 标准筛查的结果为：男学前儿童平均超重检出率为 14.00%、肥胖率为 3.27%，女学前儿童平均超重检出率为 12.25%、肥胖率为 2.60%。同性别超重、肥胖检出率本研究标准均大于 IOTF 标准，且检出率均存在显著的差异性（$P<0.01$），这提示标准存在本土化特征。如果运用 IOTF 标准筛查中国学前儿童超重率，将容易对超重（肥胖）学前儿童造成漏诊。本标准检出率高于 IOTF 标准，一方面可能与制定标准的参照人群不一样有关，另一方面可能与该标准与成年人 BMI=25kg/m^2、BMI=30kg/m^2 接轨方法研制有关，因为普遍认为亚洲人的超重界值点低于欧美国家。

表 4-9　本研究与 IOTF 标准对 BZYC 样本的超重、肥胖检出率一览表

年龄	男学前儿童				女学前儿童			
	本研究标准		IOTF 标准		本研究标准		IOTF 标准	
	超重率	肥胖率	超重率	肥胖率	超重率	肥胖率	超重率	肥胖率
3.0 岁	19.32%	5.23%	12.80%	2.33%	15.85%	3.38%	10.65%	2.02%
4.0 岁	19.48%	5.46%	13.94%	2.53%	15.15%	4.36%	10.14%	1.95%
5.0 岁	18.53%	5.67%	14.08%	3.53%	16.43%	4.51%	13.14%	3.37%
6.0 岁	18.43%	6.18%	15.17%	4.68%	16.40%	4.26%	15.08%	3.05%
平均	18.94%	5.64%	14.00%	3.27%	15.96%	4.13%	12.25%	2.60%

注：本研究标准和 IOTF 标准 χ^2 检验：χ^2（男超重）=53.64，P=0.000；χ^2（男肥胖）=54.87，P=0.000；χ^2（女超重）=40.62，P=0.000；χ^2（女肥胖）=29.68，P=0.000。

鉴于此，运用本研究临界值筛查，有利于将处于临界或边缘状态的超重学前儿童筛检出来，进而纳入重点关注人群，及早发现存在的不良问题并加以纠正，从而促进学前儿童更好地生长发育。另外，本研究超重和肥胖检出率的区分度与 IOTF 的超重和肥胖率的区分度接近，超重率与肥胖率比值均超过 3，所以超重界值可作为肥胖的"警戒线"作用。

5.2　与 BMI 在诊断超重、肥胖率方面的差异

BMI 与皮脂厚度密切相关，是衡量人体营养状况和肥胖程度较好的指标，在医学领域婴幼儿 BMI 常称为卡普指数。当前应用于成人的 BMI 与卡普指数的含义相同，即两者的数值和生理意义是相同的[222, 223]。

根据本书第二章第 4.4 节建立的 BMI 百分位数标准曲线，按照美国 CDC 超重、肥胖临界值划分方法，以第 85 百分位数、第 95 百分位数分别为超重、肥胖的临界值，各年龄组简化的界值点如表 4-10 所示。

表 4-10　我国 3～6 岁学前儿童超重、肥胖筛查 BMI 分类标准

年龄（岁）	男学前儿童		女学前儿童	
	超重	肥胖	超重	肥胖
3.0	17.2	18.6	16.9	18.2
4.0	17.0	18.4	16.7	18.0
5.0	17.3	19.1	16.8	18.4
6.0	17.7	19.9	17.0	18.8

运用本研究身高别体重制定的超重、肥胖标准和基于 BMI 标准分别对北京和浙江（BZYC 测试）的实验数据进行超重率、肥胖率筛查（见表 4-11），比较发现两者之间的差异。运用本研究标准进行筛查结果为：男学前儿童平均超重检出率为 18.94%、肥胖率为 5.64%；女学前儿童平均超重检出率为 19.96%、肥胖率为 4.13%。运用 BMI 标准筛查结果为：男学前儿童平均超重检出率为 19.13%、肥胖率为 4.13%；女学前儿童平均超重检出率为 17.74%、肥胖率为 5.10%。同性别超重、肥胖检出率基于身高别体重标准和 BMI 标准差异均没有统计学意义（$P>0.05$），这显示基于本研究身高别体重制定的超重、肥胖标准和基于 BMI 制定的超重、肥胖标准具有一致性。原因可能是两个标准均是基于 C85 和 C95 两个百分位数标准曲线制定，所以本研究基于身高别体重制定的超重、肥胖临界值标准可在实践中使用。

表 4-11　身高别体重标准与 BMI 标准对 BZYC 样本的超重、肥胖检出率一览表

年龄（岁）	男学前儿童				女学前儿童			
	身高别体重标准		BMI 标准		身高别体重标准		BMI 标准	
	超重率	肥胖率	超重率	肥胖率	超重率	肥胖率	超重率	肥胖率
3.0	19.32%	5.23%	18.24%	4.98%	15.85%	3.38%	16.91%	3.90%
4.0	19.48%	5.46%	18.69%	5.31%	15.15%	4.36%	17.59%	5.27%
5.0	18.53%	5.67%	19.43%	6.89%	16.43%	4.51%	17.65%	5.50%
6.0	18.43%	6.18%	20.16%	5.93%	16.40%	4.26%	18.81%	5.78%
平均	18.94%	5.64%	19.13%	5.77%	15.96%	4.13%	17.74%	5.10%

注：两标准 χ^2 检验结果为 χ^2（男超重）$=2.50$，$P=0.474$；χ^2（男肥胖）$=1.859$，$P=0.602$；χ^2（女超重）$=6.60$，$P=0.086$；χ^2（女肥胖）$=6.53$，$P=0.088$。

　　BMI 原始评价标准是根据国外的数据制定的，该指数原始评价标准大于 22 为肥胖。李飞卫等[224]指出该指数大于 22 时为肥胖标准明显不适用于我国幼儿现状，外国人一般比中国人偏胖，该标准虽在外国适用，其实证研究显示运用 BMI 评价标准对我国幼儿评价超重、肥胖检出率有偏低现象。国内学者将 BMI 各档次的评价范围值修订为 $x>20$ 为肥胖、$17 < x \leqslant 20$ 为超重。本研究 BMI 以"岁"为年龄组划分，相比其他标准把所有幼儿归为一组更具精细化，具体评价差异有待以后进一步研究。

5.3　不同体重等级组的体质健康水平比较

　　儿童体质健康评价包含身体形态、身体机能、身体素质、心理和视力等方面，为了更好地研究超重与肥胖对体质健康的影响，本研究除研究常用的身高、体重、坐位体前屈和视力等广泛应用的体质健康指标外，还增加了 20mSRT、握力、15 米绕障碍跑等指标的探索研究。研究结果显示：大部分体质健康指标在正常体重学前儿童和超重学前儿童组之间的差异有统计学意义，且正常体重组普遍优于超重组。具体分析如下。

5.3.1　正常体重组与超重组的身体机能水平比较

　　心肺耐力是身体机能的重要指标，是体质健康指标系统的重要组成部分，其在预测儿童不良健康方面有重要作用[225]。20mSRT 是一种亚极限负荷的有氧耐力水平测试方法，也被称为渐进式心肺有氧耐力节奏跑。国外关于 20mSRT 的研究已有几十年历史[226]，现有研究成果认为，20mSRT 能有效反映儿童的心肺耐力水平。比如何塞·莫拉 – 冈萨雷斯（Jose Mora-Gonzalez）等[227]学者认为 20mSRT 在儿童与成年人中测量有氧耐力都具有较好的效果，其他学者也有类似结论[228-230]。针对学前儿童，克里斯蒂娜·卡德纳斯 – 桑切斯（Cristina Cadenas-Sánchez）[226]等通过重测法实验得出 3 ～ 5岁学前儿童 20mSRT 在测试学前儿童的心肺耐力方面具有较高的可靠性。Ebenegger V等[231]研究者为了研究超重、肥胖儿童的心肺机能和体力活动水平，随机选择了 600 名学前儿童（平均年龄 5.1 岁 ±0.6 岁，其中有 50.2% 为女学前儿童），并运用 20mSRT来测试学前儿童心肺机能，加速度计测试了体力活动，实验表明 4 ～ 6 岁学前儿童通过 20mSRT 测量有氧适能具有较高的可靠性。奥尔特加（Ortega）等[232]的一项系统回顾分析表明 20mSRT 在评价学前儿童心肺耐力方面具有较高有效性。近 10 年来，我国运用 20mSRT 研究心肺适能也得到广泛应用，如全明辉和陈佩杰[233]、邹志春[234]、季浏[235]、熊开宇[236]等著名学者对此均有过相关研究。

　　本研究对正常体重组和超重组 20mSRT 成绩对比研究发现，所有同性别同年龄组学前儿童正常组与超重组 20mSRT 成绩差异都有统计学意义（3 岁 $P<0.05$，4 岁、5 岁、

6 岁 $P<0.01$ ），且 20mSRT 成绩均为正常体重组大于超重组，同时随年龄增加成绩差距加大，比如正常体重组与超重组 20mSRT 成绩男学前儿童 3 岁平均相差为 0.87 次，而 6 岁组平均相差为 3.54 次。超重学前儿童 20mSRT 成绩更低，说明超重降低了学前儿童心肺耐力水平，心肺机能低于正常体重儿童。这与国内外对学前儿童的相关研究的结论一致，如戴安娜·P. 波苏埃洛 – 卡拉斯科萨（Diana P. Pozuelo-Carrascosa）等[237]对 1,604 名 4 ～ 7 岁（5.35 ± 0.61 岁）学前儿童进行 BMI 对心肺耐力（CRF）、血压的影响的横断面研究发现，在控制年龄与性别的基础上 BMI 与心肺耐力呈负相关（男：$\beta= -0.507$，$P<0.01$；女：$\beta=-0.507$，$P<0.01$），学前儿童体重超重者比体重正常者心肺耐力差。超重学前儿童的有氧适能水平低于正常体重学前儿童，这一发现与学龄期儿童的研究中获得的结果类似[238, 239]。贝伦森·GS（Berenson GS）等在《新英格兰医学杂志》上发表的一项研究表明学前儿童时期较差的心肺耐力会延续到成年期[240]。而早期心血管疾病所致死亡风险增加与心肺耐力水平低有关，提高心肺耐力水平能降低全因死亡率[241]。因此，适当地控制体重，对提高学前儿童有氧耐力水平乃至其体质健康水平有积极作用。

5.3.2 正常体重组与超重组身体素质水平比较

5.3.2.1 力量素质

世界各国体质研究都比较重视力量测评。肌肉力量是儿童健康体适能的重要组成部分，增强肌肉力量能有效改善身体成分，并增强运动能力，同时增强学前儿童的自信和自尊[242]。本研究所涉及的力量素质包括上肢力量、腰腹部力量和下肢力量，其中网球掷远主要测试上肢力量和腰腹部力量，握力主要测试上肢力量，立定跳远主要测试下肢力量。

握力是通过握力计测量上肢的最大静力性力量，握力的测试相对简单方便易于掌握，比较适合学前儿童的测试[243]。本研究结果显示，同龄正常体重组与超重组比较，所有同性别同年龄正常体重组握力和网球掷远绝对值均低于超重组，其中 5 岁、6 岁男学前儿童和 6 岁女学前儿童的网球掷远成绩体重等级间差异有统计学意义（$P<0.05$）。上肢力量、腰腹部力量正常体重组小于超重组的原因是后者生长发育更快，本章第 4.2 节已经证明。但是仅通过绝对力量评价力量素质是不合理的。进一步分析握力指数可知（见表 4–12），所有正常体重组握力指数都大于超重组，说明正常体重组上肢力量素质优于超重组。下肢力量的实验研究显示，同性别同年龄正常体重组学前儿童立定跳远成绩都比肥胖组好，其中 3 岁、5 岁、6 岁男学前儿童和 5 岁、6 岁女学前儿童正常体重组与超重组差异较大，正常体重组下肢力量好于超重组。由此可知，超重是影响学前儿童力量素质的一个因素。

表 4-12　正常体重与超重学前儿童握力指数比较

年龄	男				女			
	正常体重 $\bar{X} \pm SD$	超重 $\bar{X} \pm SD$	t 值	P 值	正常体重 $\bar{X} \pm SD$	超重 $\bar{X} \pm SD$	t 值	P 值
3 岁	5.79 ± 4.01	4.92 ± 3.29	5.50 ★	0.000	5.43 ± 2.76	4.75 ± 2.66	6.89 ★	0.000
4 岁	7.78 ± 3.52	6.19 ± 2.90	6.70 ★	0.000	7.76 ± 3.33	6.33 ± 2.25	3.99 ★	0.000
5 岁	10.33 ± 5.36	8.47 ± 3.53	8.08 ★	0.000	9.42 ± 4.14	8.37 ± 3.11	7.20 ★	0.000
6 岁	12.66 ± 7.29	9.12 ± 3.59	6.35 ★	0.000	10.31 ± 4.36	8.63 ± 3.14	8.76 ★	0.000

注：★表示 $P<0.01$。

5.3.2.2　速度、灵敏和协调素质

15 米绕障碍跑、10 米折返跑和双脚连续跳是测试速度、灵敏和协调素质的指标。其中障碍跑是在平坦场地上跑越障碍的项目，蛇形绕障碍跑可以测试速度、灵敏和协调素质，15 米绕障碍跑适合学前儿童爱玩的天性，能有效测量学前儿童的速度、灵敏和协调素质，该项目在篮球、足球训练和儿童游戏中较为常见，但相关研究成果较少。

本研究结果显示同性别同龄的正常体重组 15 米障碍跑成绩好于超重组，尤其是 4 岁、5 岁和 6 岁学前儿童。10 米折返跑和双脚连续跳成绩均为正常体重组好于超重组，特别是 5～6 岁学前儿童。由此可知，体重过重的学前儿童速度、灵敏和协调素质较低。

5.3.2.3　柔韧和平衡素质

通过比较正常体重学前儿童与超重学前儿童的坐位体前屈成绩发现，虽然各年龄正常体重组坐位体前屈的成绩绝对值略低于超重组，但差异没有统计学意义，这说明超重对学前儿童柔韧性的影响可以忽略。比较正常体重学前儿童与超重学前儿童的走平衡木成绩发现，同龄学前儿童正常体重组成绩均好于超重组，且除 3 岁组差异不大外，其余年龄学前儿童正常体重组与超重组差异均有统计学意义。超重与肥胖降低了学前儿童的平衡能力。

综合上述，超重降低了学前儿童的力量、速度、协调和平衡能力，这与学前儿童身体素质的相关研究结果一致。学前儿童超重与身体素质具有负相关性，其降低了学前儿童的运动能力[244]，这与学龄期儿童超重降低了身体素质的研究成果基本相同。

5.3.3　正常体重组与超重组视力水平比较

各年龄组正常体重组视力总体好于超重组，其中 6 岁男、女学前儿童正常体重组与超重组均存在差异（$P<0.05$），其余年龄均不存在显著性差异。这说明随着年龄的增加，超重组学前儿童视力不良检出率开始增加，6 岁学前儿童正常体重组与超重组之间

差异具有统计学意义。这些结果与国内相关研究结论一致，如陈良姝研究表明 3 ～ 6 岁视力异常儿童肥胖率显著高于视力正常儿童，还有研究表明儿童青少年体质指数与视力具有负相关性[245-247]。3 ～ 5 岁与 6 岁组之间视力呈现不一致，可能与高龄超重学前儿童户外活动少、使用电子产品时间增加等因素有关，具体原因有待进一步研究。3 ～ 6 岁是幼儿视力有关器官系统发育的敏感期[248]，如刘易斯（Lewis）等[249]学者研究发现对光栅条纹视力发育而言，依赖正常视觉经验的关键期是在 6 岁之前。鉴于此，我们应该重视导致学前儿童弱视的因素，包括超重因素[250]。

5.3.4　正常体重与超重体质总水平比较

研究显示所有年龄组正常体重组与超重组的学前儿童体质总分差异非常明显（$P<0.01$），同时，进一步进行 BMI 与体质总分的偏相关性（控制年龄因素）分析发现，BMI 与体质总分的显著负相关。这说明超重降低了学前儿童体质水平，是影响学前儿童体质水平的一个重要因素。

❻　本章小结

（1）本章研制了基于身高别体重的超重、肥胖临界值参考标准，且提供了表格和临界线公式两种表达形式，公式与表格结果一致性较高（$R^2>0.99$），个体或群体可选择使用。

（2）本研究标准与 IOTF 的超重、肥胖临界值标准比较发现：本研究标准小于 IOTF 标准，运用其筛查超重、肥胖检出率显著高于 IOTF 标准（$P<0.01$）。本研究结果更符合本土化特征，建议使用。

（3）超重、肥胖降低了学前儿童体质健康的总体水平，学前儿童体质总分与 BMI 显著负相关，相关研究也有类似结论，应重视学前儿童合理营养与必要的体力活动。

全文总结与展望

① 全文总结

本研究以 2010 年和 2014 年全国 3 ～ 6 岁学前儿童体质监测数据为建模样本，运用国际上最新的 GAMLSS 模型构建了各单项体质指标的百分位数标准曲线，并依此制定了单项指标评分标准，划分了超重、肥胖临界线。然后，运用"层次分析 – 熵值"主客观组合赋权法对学前儿童体质指标进行赋权，得出综合评价的评分参考标准。最后，运用制定的评分标准对北京、浙江、云南和四川等省市的自测数据开展了两方面的应用研究。主要研究结论归纳如下。

（1）建立了我国 3 ～ 6 岁学前儿童体质指标及派生指标（身高、体重、身高标准体重、BMI、坐位体前屈、网球掷远、双脚连续跳、走平衡木、10 米折返跑和立定跳远）的百分位数标准曲线及相关参数函数方程，所建曲线光滑稳定，检验表明模型的拟合优度较优。该百分位数标准曲线改善了"2003 年版标准"在纵向维度和横截面维度上波动大、非连续性等问题，优化了"2003 年版标准"，提供了个性化精准评价的参考标准。

（2）研制得到了各单项体质指标等级评分标准和等级内连续性评分方程，提供了个性化评分参考标准，其克服了"2003 年版标准"只有等级分而未考虑同等级内个体差异、相邻等级间突变等问题。

（3）研制得到了基于"层次分析 – 熵值"主客观组合赋权的各体质指标权重，改变了"2003 年版标准"使用等权法无法体现各指标贡献度不同的弱点。

（4）研制得到综合评价的评分方程为：总得分 = 身高 ×11.05% + 身高标准体重 ×13.75% + 坐位体前屈 ×6.58% + 立定跳远 ×12.48% + 网球掷远 ×10.09% +10 米折返跑 ×17.12% + 走平衡木 ×12.10% + 双脚连续跳 ×16.83%。同时得到综合评分参考标准为：$x \geqslant 4.0$ 分为优秀、$3.5 \leqslant x < 4.0$ 为良好、$2.7 \leqslant x < 3.5$ 为合格和 $x < 2.7$ 为不合格。

（5）研制得到了超重、肥胖临界值参考标准，且提供了表格和临界线公式两种表达形式，公式与表格结果一致性较高（$R^2 > 0.99$），个体或群体可选择使用。

② 主要创新之处

（1）研究方法创新

本研究从 GAMLSS 模型系列分布与体质系列指标数据特征配对建模的视角，探索构建了各单项体质指标百分位数标准曲线。GAMLSS 模型自 2004 年首次推出后，在我国体育领域运用该模型的研究鲜有报道，国内未见运用 GAMLSS 模型体系建立学前儿童单项体质指标百分位数标准曲线的研究。另外，本研究在体质领域，探索运用"层次分析法"与"熵值法"主客观组合赋权研制了综合评价各指标的权重系数，体现了各指标在综合评价中的不同贡献率。

（2）研究结果创新

其一，本研究基于样本量大、代表性广的全国体质数据，结合先进模型建立了兼具现实性和前瞻性的个性化评价标准，研究结果克服了"2003 年版标准"在年龄纵向维度上非连续、等级间突变、相同百分位数在年龄纵向连线上波动不稳定、未体现指标贡献率等问题。其二，本研究研制了我国 3～6 岁学前儿童超重、肥胖的临界值和相应公式，国内尚无基于全国范围大样本数据的 3～6 岁学前儿童超重、肥胖临界标准。

③ 局限性

（1）本研究没有单独制定区域性参考标准，也没有分别制定城乡标准，虽然标准具有普适性，但由于我国疆域辽阔，针对单个地区的应用恐怕难以完全匹配。

（2）权重制定时组合赋权中的层次分析法，即使汇集了诸多高校专家、科研所专家和一线幼儿工作者的意见，但仍难避免不够全面。

④ 研究展望

（1）本研究百分位数标准曲线由 4 个参数曲线表达，参数曲线方程便于在线软件程序的开发。未来将结合当前 5G 科技成果，开发智能化在线监测平台。个体或群体只需通过 5G 手机端输入年龄和体质成绩（身高标准体重输入年龄、身高和体重），即可得到单项指标或综合评价的精准评分。

（2）今后研究将结合学龄儿童、青少年、成年人和老年人，探索建立全生命周期的百分位数标准曲线，为纵向追踪个体体质健康的变化与趋势提供帮助。

（3）本研究验证了 GAMLSS 模型在制定单项指标百分位数标准曲线参考值时的有效性，其在制定百分位数标准曲线方面具有普适性，可推广应用于其他体质指标参考标准制定或未来新增指标的参考标准制定。

参考文献

［1］国家体育总局群体司. 2014 年国民体质监测报告［M］. 北京：人民体育出版社，2017.

［2］马冠生，米杰，马军，等. 中国儿童肥胖报告［M］. 北京：人民卫生出版社，2017.

［3］罗昆山. 中国 30 万名幼儿体质健康数据报告［EB/OL］.［2019-11-12］. https://www.sohu.com/a/228450997_512995.

［4］Liang Y，Hou D，Zhao X，et al. Childhood obesity affects adult metabolic syndrome and diabetes［J］. Endocrine，2015，50（1）：87-92.

［5］陈明达. 实用体质学［M］. 北京：北京医科大学中国协和医科大学联合出版社，1993.

［6］Manley A F. Physical Activity and Health. A Report of the Surgeon General［J］. Clinical Nutrition Insight，1997，23（8）：294.

［7］冯宁. 身体活动不足成年人体质健康综合评价体系研究［D］. 北京：北京体育大学，2015.

［8］Claude B，Shephard Roy J，Brubaker Peter H. Physical Activity，Fitness，and Health：Consensus Statement［M］. Human Kinetics Pub，1993.

［9］Corbin C B，Pangrazi R P，Franks B D. Definitions：Health，Fitness，and Physical Activity［J］. Presidents Council on Physical Fitness & Sports Research Digest，2000（1）：11.

［10］龚大利. 中日两国大学生现行体质健康标准及评价方法的比较研究［J］. 北京体育大学学报，2006（9）：1222-1224.

［11］刘新华. 日本体力监测系统的建立与实施［J］. 体育科学，2005（10）：47-52.

［12］WHO. New Horizons in Health［M］. Switzerland：Geneva，1995.

［13］何仲恺. 体质与健康关系的理论与实证研究［D］. 北京：北京体育大学，2001.

［14］李芬，杨土保，贺达仁. 中、日、美体质研究体系的发展与批判性思维［J］. 医学与哲学（人文社会医学版），2009（5）：20-21.

［15］中国体育科学学会体质研究会. 体质测定［M］. 北京：人民体育出版社，1984.

［16］国家体委政策研究室. 体育运动文件选编（1949—1981 年）［M］. 北京：人民体育出

版社，1982.

[17] 张锐，张弛，吴飞. 1985—2014 年 7 次中国青少年体质健康监测的速度素质研究及长期发展预测 [J]. 北京体育大学学报，2019，42（8）：16-26.

[18] 江崇民，于道中，季成叶，等.《国民体质测定标准》的研制 [J]. 体育科学，2004（3）：33-36.

[19] 米杰，王天有，孟玲慧，等. 中国儿童青少年血压参照标准的研究制定 [J]. 中国循证儿科杂志，2010，5（1）：4-14.

[20] 中国高血压联盟，中国医疗保健国际交流促进会高血压分会，中国高血压防治指南修订委员会，等. 中国高血压防治指南（2018 年修订版）[J]. 中国心血管杂志，2019，24（1）：24-56.

[21] 张绍岩，张继业，马振国，等. 青少年骨龄标准身高、体重和体重指数生长图表 [J]. 中国法医学杂志，2009，24（5）：308-311.

[22] 张绍岩，刘丽娟，吴真列，等. 中国人手腕骨发育标准—中华 05 I.TW_3-CRUS、TW_3-C 腕骨和 RUS-CHN 方法 [J]. 中国运动医学杂志，2006，25（5）：509-516.

[23] 李辉，闫桂凤，张璇. 1995 年九市城郊七岁以下儿童体格发育的调查 [J]. 中华医学杂志，1998（3）：27-31.

[24] 首都儿科研究所，九市儿童体格发育调查协作组. 中国七岁以下儿童体重、身长 / 身高和头围的生长标准值及标准化生长曲线 [J]. 中华儿科杂志，2009，47（3）：173-178.

[25] 首都儿科研究所，九市儿童体格发育调查协作组. 2015 年中国九市七岁以下儿童体格发育调查 [J]. 中华儿科杂志，2018，56（3）：192-199.

[26] 李辉，宗心南，季成叶，等. 中国 2 ～ 18 岁儿童青少年超重和肥胖筛查体重指数界值点的研究 [J]. 中华流行病学杂志，2010，31（6）：616-620.

[27] 宗心南，李辉，武华红. 中国 7 岁以下儿童重量指数的生长规律及参照标准建立 [J]. 中国循证儿科杂志，2011，6（2）：120-125.

[28] 日本の児童の体質はネットを促進する [EB/OL]. [2019-08-19]. https://www.recreation.or.jp/.

[29] 黄亚茹. 日本小学生的体质与测试 [J]. 中国学校体育，2006（10）：60-61.

[30] 日本文部科学省. 幼児期運動指針ガイドブック [EB/OL]. [2020-01-12]. http://www.mext.go.jp/a_menu/sports/undousisin/1319772.htm.

[31] 李哲，杨光，张守伟，等. 日本《幼儿期运动指南》对我国幼儿体育发展的启示 [J]. 体育学刊，2019，26（1）：114-119.

[32] Hamill P V，Drizd T A，Johnson C L，et al. Physical growth：National Center for Health

Statistics Percentiles［J］. American Journal of Clinical Nutrition，1979，32（3）：607-629.

［33］Kuczmarski R J，Ogden C L，Grummer-Strawn L M，et al. CDC growth charts：United States［J］. Advance data，2000，8（314）：1-27.

［34］Dibley M J，Goldsby J B，Staehling N W，et al. Development of normalized curves for the international growth reference：historical and technical considerations［J］. American Journal of Clinical Nutrition，1987，46（5）：736-748.

［35］Graitcer P，Gentry E. MEASURING CHILDREN：ONE REFERENCE FOR ALL［J］. Lancet，1981，318（8241）：297-299.

［36］Cole T J，Lobstein T. Extended international（IOTF）body mass index cut-offs for thinness，overweight and obesity［J］. Pediatric Obesity，2012，7（4）：284-294.

［37］Cole T J，Bellizzi M C，Flegal K M，et al. Establishing a standard definition for child overweight and obesity worldwide：international survey［J］. BMJ，2000，320（7244）：1240-1243.

［38］王洁真. 百分位数法［J］. 中国卫生统计，1985，5（2）：4-5.

［39］Tanner J M，Whitehouse R H. Clinical longitudinal standards for height，weight，height velocity，weight velocity，and stages of puberty［J］. Arch Dis Child，1976，51（3）：170-179.

［40］Hamill P V V，Drizd T A，Johnson C L，et al. Physical growth：National Center for Health Statistics Percentiles［J］. American Journal of Clinical Nutrition，1979，32（3）：607-629.

［41］Tanner J，Oshman D，Bahhage F，et al. Tanner-Whitehouse bone age reference values for North American children［J］. Journal of Pediatrics，1997，131（1）：34-40.

［42］Beunen G，Lefevre J，Ostyn M，et al. Skeletal maturity in Belgian youths assessed by the Tanner-Whitehouse method（TW2）［J］. Annals of Human Biology，1990，17（5）：355-376.

［43］中国肥胖问题工作组，季成叶. 中国学龄儿童青少年超重、肥胖筛查体重指数值分类标准［J］. 中华流行病学杂志，2004，25（2）：10-15.

［44］陈长生. 非参数回归和生长曲线统计分析方法研究及其医学应用［D］. 西安：第四军医大学，1998.

［45］Cole T J. The LMS method for constructing normalized growth standards［J］. European Journal of Clinical Nutrition，1990，44（1）：45-60.

［46］Cole T J. Fitting Smoothed Centile Curves to Reference Data［J］. Journal of the Royal Statistical Society，1988，151（3）：385-418.

［47］Cole T J，Green P J. Smoothing reference centile curves：the LMS method and penalized likelihood［J］. Statistics in Medicine，1992，11（10）：1305-1319.

［48］Cole T J. The LMS method for constructing normalized growth standards［J］. European Journal of Clinical Nutrition，1990，44（1）：45-60.

［49］Cole T，Lobstein T. Extended international（IOTF）body mass index cut-offs for thinness，overweight and obesity［J］. Pediatric obesity，2012，7：284-294.

［50］Morris J K，Cole T J，Springett A L，et al. Down syndrome birth weight in England and Wales：Implications for clinical practice［J］. Am J Med Genet A，2015，167A（12）：3070-3075.

［51］Cole T J，Statnikov Y，Santhakumaran S，et al. Birth weight and longitudinal growth in infants born below 32 weeks' gestation：a UK population study［J］. Arch Dis Child Fetal Neonatal Ed，2014，99（1）：F34-F40.

［52］Cole T J，Roede M J. Centiles of body mass index for Dutch children aged 0-20 years in 1980 —— a baseline to assess recent trends in obesity［J］. Ann Hum Biol，1999，26（4）：303-308.

［53］Kuczmarski R J，Ogden C L，Guo S S，et al. 2000 CDC Growth Charts for the United States：methods and development［J］. Vital Health Stat 11，2002（246）：1-190.

［54］Cole T J，Bellizzi M C，Flegal K M，et al. Establishing a standard definition for child overweight and obesity worldwide：international survey［J］. BMJ，2000，320（7244）：1240-1243.

［55］蒋一方，Tim Cole，潘蕙琦，等. 上海市 0～18 岁体质指数百分位曲线及超重肥胖界值点标准的研制［J］. 中国儿童保健杂志，2004，12（6）：461-464.

［56］李辉，宗心南. 中国 0～13 周婴儿体重身长和头围的生长参照值［J］. 中国新生儿科杂志，2010，25（1）：11-15.

［57］周乐山，陈思思，何国平. 用 LMS 法建立长沙市 3～11 岁儿童体质量生长曲线［J］. 中国现代医学杂志，2013，23（20）：94-98.

［58］杨漾. 上海学龄儿童青少年体质健康指标 LMS 曲线及相关参考标准的研究［D］. 上海：上海体育学院，2014.

［59］杨漾，吴艳强，王向军，等. 上海市学龄儿童青少年力量耐力百分位数参考值的建立［J］. 体育科技文献通报，2018，26（7）：70-73.

［60］Groll A，Hambuckers J，Kneib T，et al. LASSO-type penalization in the framework of generalized additive models for location，scale and shape［J］. Computational Statistics and Data Analysis，2019，140：59-73.

［61］Stasinopoulos M D，Rigby R A，Bastiani F D. GAMLSS：A distributional regression approach［J］. Statistical Modelling，2018，18（4）：248–273.

［62］Rigby R A，Stasinopoulos D M. Smooth centile curves for skew and kurtotic data modelled using the Box–Cox power exponential distribution［J］. Statistics in Medicine，2004，23（19）：3053–3076.

［63］Wedderburn J，Nelder R. Generalized linear models［J］. Journal of the Royal Statistical Society，Series A，1972，135（6）：370–384.

［64］Nelder R，Cullagh C. Generalized linear models［M］. 2nd edition. London：Chapman & Hall，2019.

［65］Stone C J. Additive Regression and Other Nonparametric Models［J］. Annals of Statistics，1985，13（2）：689–705.

［66］Tibshirani T，Hastie J. Generalized additive models［M］. 1nd edition. London：Chapman & Hall，1990.

［67］Stasinopoulos D M，Rigby R A. Flexible regression and smoothing：using GAMLSS in R［M］. CRC Press，2017.

［68］孙维伟. 中国车险市场化改革的量化分析与精算技术研究［D］. 天津：南开大学，2014.

［69］Rigby R A，Stasinopoulos D M. Smooth centile curves for skew and kurtotic data modelled using the Box–Cox power exponential distribution［J］. Statistics in Medicine，2004，23（19）：3053–3076.

［70］Rigby R A，D Mikis S. Smooth centile curves for skew and kurtotic data modelled using the Box–Cox power exponential distribution［J］. Statistics in Medicine，2010，23（19）：3053–3076.

［71］Mercedes D O，Onyango A W. WHO child growth standards［J］. The Lancet，2008，371（9608）：204.

［72］Mercedes D O，Onyango A W. Development of a WHO growth reference for school–aged children and adolescents［J］. Bulletin of the World Health Organization，2007，85（09）：660–667.

［73］Borghi E，de Onis M，Garza C，et al. Methods for constructing the WHO child growth references：Recommendations of a statistical advisory group［J］. Statistics in Medicine，2006，25：247.

［74］WHO. WHO Child Growth Standards based on length/height，weight and age［J］. Acta Paediatr Suppl，2006，450：76–85.

［75］Bonafide C P，Brady P W，Keren R，et al. Development of Heart and Respiratory Rate Percentile Curves for Hospitalized Children［J］. Pediatrics，2013，131（4）：e1150-e1157.

［76］Villar J，Cheikh Ismail L，Victora C G，et al. International standards for newborn weight，length，and head circumference by gestational age and sex：the Newborn Cross-Sectional Study of the INTERGROWTH-21st Project［J］. Lancet（London，England），2014，384（9946）：857-868.

［77］Quanjer P H，Stanojevic S，Cole T J，et al. Multi-ethnic reference values for spirometry for the 3-95-yr age range：the global lung function 2012 equations［J］. EUROPEAN RESPIRATORY JOURNAL，2012，40（6）：1324-1343.

［78］Cole T J，Stanojevic S，Stocks J，et al. Age-and size-related reference ranges：a case study of spirometry through childhood and adulthood［J］. Stat Med，2009，28（5）：880-898.

［79］Xi B，Zong X，Kelishadi R，et al. International Waist Circumference Percentile Cutoffs for Central Obesity in Children and Adolescents Aged 6 to 18 Years［J］. J Clin Endocrinol Metab，2020，105（4）：1-15.

［80］Yamada G，Castillo-Salgado C，Jones-Smith J C，et al. Obesity prediction by modeling BMI distributions：application to national survey data from Mexico，Colombia and Peru，1988—2014［J］. International Journal of Epidemiology，2019，1（1）：1-10.

［81］Kenny R A，Coen R F，Frewen J，et al. Normative Values of Cognitive and Physical Function in Older Adults：Findings from The Irish Longitudinal Study on Ageing［J］. Journal of the American Geriatrics Society，2013，61（s2）：S279-S290.

［82］Saari A，Sankilampi U，Hannila M L，et al. New Finnish growth references for children and adolescents aged 0 to 20 years：Length/height-for-age，weight-for-length/height，and body mass index-for-age［J］. Ann Med，2011，43（3）：235-248.

［83］严恺，王倩，姚华，等. 应用 GAMLSS 技术构建基于性别、年龄和身高的新疆 7～17 岁儿童青少年血压参考标准［J］. 中国循证儿科杂志，2011，6（05）：340-348.

［84］范晖，闫银坤，米杰. 中国 3～17 岁儿童性别、年龄别和身高别血压参照标准［J］. 中华高血压杂志，2017，25（05）：428-435.

［85］王艺楠. 构建生长曲线的方法学比较及其医学应用研究［D］. 重庆：重庆医科大学，2018.

［86］孙维伟. 中国车险市场化改革的量化分析与精算技术研究［D］. 天津：南开大学，2014.

［87］王选鹤，孟生旺，杨默. 车险索赔次数预测模型的扩展与应用［J］. 保险研究，2018

（11）：82–92.

［88］Medeiros E S D, Lima R R D, Olinda R A D, et al. Space–Time Kriging of Precipitation：Modeling the Large–Scale Variation with Model GAMLSS［J］. Water, 2019, 11（11）: 2–16.

［89］温庆志，姚蕊，孙鹏，等. 变异条件下淮河流域生态径流变化特征及成因分析［J］. 生态学报，2020（8）：1–15.

［90］范晖，闫银坤，米杰. 中国3～17岁儿童性别、年龄别和身高别血压参照标准［J］. 中华高血压杂志，2017，25（5）：428–435.

［91］Yi Q J, Zeng Y, Zeng Q, et al. Penis growth and development in children and adolescents：a study based on GAMLSS［J］. Chinese Journal of Contemporary Pediatrics，2017，19（8）：893–898.

［92］Chen Q, Liu J, Tian K, et al. Height/Length and Weight Growth Curves and Growth References of Children Aged 0–7 in Chongqing by GAMLSS［J］. Health, 2020, 12（2）：86–98.

［93］Chang S M, Tsai H J, Tzeng J Y. Reference equations for spirometry in healthy Asian children aged 5 to 18 years in Taiwan［J］. World Allergy Organ J，2019，12（11）：74–100.

［94］张绍岩，张继业，刘丽娟，等. 手腕部桡尺骨骺线骨龄评价方法［J］. 中国运动医学杂志，2010，29（6）：666–668.

［95］张绍岩，韩一三，沈勋章，等. 中国大中城市汉族儿童青少年身高、体重和体质指数生长图表［J］. 中国儿童保健杂志，2008（3）：257–259.

［96］徐国栋. 陕西汉族居民握力分布及参考值研究［D］. 吉林：吉林大学，2016.

［97］张小青. 基于组合评价法的中国区域投资环境评价研究［D］. 武汉：华中农业大学，2011.

［98］Saaty T L. Decision making for leaders［J］. IEEE Transactions on Systems Man & Cybernetics，1985，SMC–15（3）：450–452.

［99］Saaty T L. A scaling method for priorities in hierarchical structures［J］. Journal of Mathematical Psychology，1977，15（3）：234–281.

［100］赵书祥. 体质综合评价中层次分析法的应用研究［J］. 北京体育大学学报，2007（7）：938–940.

［101］张彦峰，王美娟，刘莹莹，等. 儿童青少年体质综合评价体系的研究与建立［J］. 山东体育学院学报，2013，29（1）：74–80.

［102］赵海燕，马松，曹秀玲，等. 大型体育场馆环境质量主观评价指标体系构建与实证研究［J］. 首都体育学院学报，2016，28（5）：412–418.

［103］廖文科. 中国7～18岁汉族学生体质与健康动态变化与综合评价研究［D］. 长沙：

中南大学，2009.

［104］Baake P，Anette B. Vertical product differentiation，network externalities，and compatibility decisions［J］. International Journal of Industrial Organization，2001，19（2）：267-284.

［105］Edirisinghe N C. Entropy-Based Optimization of Nonlinear Separable Discrete Decision Models［J］. Management Science，2014，60（3）：695-707.

［106］刘思峰，蔡华，杨英杰，等. 灰色关联分析模型研究进展［J］. 系统工程理论与实践，2013，33（8）：2041-2046.

［107］Khoshjavan S，Rezai B，Heidary M. Evaluation of effect of coal chemical properties on coal swelling index using artificial neural networks［J］. Expert Systems with Applications，2011，38（10）：12906-12912.

［108］涂春景，张三花. 基于首位灰列 GM（1,1）模型的我国 3～6 岁幼儿体质动态预测研究［J］. 中国卫生统计，2013，30（6）：907-909.

［109］涂春景，江崇民，宋丽萍，等. 我国城市居民体型变化研究：基于组群分析的视角［J］. 首都体育学院学报，2018，30（3）：255-262.

［110］毛良虎，李焕焕，杨叶凡，等. 基于熵值法的企业家精神评价体系构建［J］. 统计与决策，2020（6）：156-160.

［111］兰继斌. 关于层次分析法优先权重及模糊多属性决策问题研究［D］. 成都：西南交通大学，2006.

［112］郭显光. 一种新的综合评价方法——组合评价法［J］. 统计研究，1995（5）：56-59.

［113］王国军. 健康管理理念下公务员体质健康评价系统的研究与应用［D］. 上海：上海体育学院，2013.

［114］刘英，刘晓静，梁宗正. 基于 AHP 和模糊数学的河南省体育旅游资源评价研究［J］. 地域研究与开发，2012，31（3）：108-111.

［115］高奎亭，李勇勤，孔垂辉，等. 体育学术期刊国际化水平评价体系构建与实证研究［J］. 天津体育学院学报，2017，32（3）：190-195.

［116］孙丽红，杨鹏，董瑶，等. 基于熵权法的老年人肌力模糊综合评价［J］. 中国康复理论与实践，2017，23（12）：1464-1469.

［117］杜栋，庞庆华，吴炎. 现代综合评价方法与案例精选［M］. 3 版. 北京：清华大学出版社，2015.

［118］Wang S X，Ge L J，Cai S X，et al. Hybrid interval AHP-entropy method for electricity user evaluation in smart electricity utilization［J］. Journal of Modern Power Systems and Clean Energy，2018，6（4）：701-711.

［119］赵海燕，马松，曹秀玲，等. 大型体育场馆环境质量主观评价指标体系构建与实证研究［J］. 首都体育学院学报，2016，28（5）：412-418.

［120］陈昆仑，刘小琼，严清，等. 中国顶级马拉松赛事竞争力的综合评价与实证研究［J］. 天津体育学院学报，2017，32（6）：473-480.

［121］张立恒. 基于 AHP- 熵权法的我国区域科技创新可拓学评价模型及实证研究［J］. 工业技术经济，2019，38（8）：130-136.

［122］高海涛，杨明宇，孟令云，等. 基于 AHP- 熵权的高速铁路行车安全风险研究［J］. 铁道运输与经济，2018，40（3）：85-90.

［123］李娟，李保安，方晗，等. 基于 AHP- 熵权法的发明专利价值评估——以丰田开放专利为例［J］. 情报杂志，2020，18（3）：1-5.

［124］胡晓天，沈桂芳，周园园，等. 基于层次分析法与信息熵的大学生综合素质评估模型构建研究［J］. 赤峰学院学报（自然科学版），2017，33（1）：219-221.

［125］Zhang J Q，Sun H H. Study on the Evaluation Index of Cadet's Physical Training Based on the Entropy Weight: Proceedings of 2019 2nd International Conference on Informatics, Control and Automation（ICA 2019）［C］，Hangzhou，2019.

［126］艾亚迪，魏传江，马真臻. 基于 AHP- 熵权法的西安市水资源开发利用程度评价［J］. 水利水电科技进展，2020，40（2）：11-16.

［127］沈雨婷，金洪飞. 中国地方政府债务风险预警体系研究——基于层次分析法与熵值法分析［J］. 当代财经，2019（6）：34-46.

［128］叶永刚，李林，舒莉. 中非法郎区银行风险预警研究——基于层次法和熵值法的组合分析［J］. 国际金融研究，2018（4）：66-75.

［129］梁富山. 基于 AHP 和熵权法的税收收入质量评价——基于国税系统 2011 年数据的实证研究［J］. 税务与经济，2013（5）：70-78.

［130］孙卫忠，王志波，高迎平，等. 运用博弈论组合赋权法的图书馆藏优化研究——以河北工业大学图书馆为例［J］. 图书情报工作，2018，62（10）：40-46.

［131］孙周亮，刘艳丽，刘冀，等. 基于博弈论组合赋权法的澜沧江 - 湄公河水量分配［J］. 水资源与水工程学报，2020，31（1）：1-5.

［132］荀志远，张丽敏，徐瑛莲，等. 基于组合赋权云模型的装配式建筑安全风险评价［J］. 数学的实践与认识，2020，50（7）：302-310.

［133］李旸，任旭. 城市轨道交通 PPP 项目运营风险评价［J］. 铁道标准设计，2020，64（11）：1-10.

［134］秦忠诚，陈光波，李谭，等. "AHP+ 熵权法"的 CW-TOPSIS 煤矿内因火灾评价模型［J］. 西安科技大学学报，2018，38（2）：193-201.

［135］尚磊，周引荣，张水平，等. 用 LMS 法建立西安市 0 ～ 18 岁儿童青少年身高百分位数曲线［J］. 中国儿童保健杂志，1999，7（4）：211–213.

［136］尚磊，徐勇勇，陈长生，等. 用 LMS 法建立西安市 0 ～ 18 岁人群体重百分位数曲线［J］. 中国卫生统计，2000，17（1）：8–11.

［137］杨漾. 上海学龄儿童青少年体质健康指标 LMS 曲线及相关参考标准的研究［D］. 上海：上海体育学院，2014.

［138］李辉，宗心南，季成叶，等. 中国 2 ～ 18 岁儿童青少年超重和肥胖筛查体重指数界值点的研究［J］. 中华流行病学杂志，2010，31（6）：616–620.

［139］宗心南，李辉，武华红. 中国 7 岁以下儿童重量指数的生长规律及参照标准建立［J］. 中国循证儿科杂志，2011，6（2）：120–125.

［140］Cole T J. The LMS method for constructing normalized growth standards［J］. European Journal of Clinical Nutrition，1990，44（1）：45–60.

［141］Cole T J，Green P J. Smoothing reference centile curves：the LMS method and penalized likelihood［J］. Statistics in Medicine，1992，11（10）：1305–1319.

［142］Casapia M，Joseph S A，Nunez C，et al. Parasite and maternal risk factors for malnutrition in preschool-age children in Belen，Peru using the new WHO Child Growth Standards［J］. Br J Nutr，2007，98（6）：1259–1266.

［143］谭玲琳，余峰，张智若，等. 上海市闵行区学生体质指数分布情况及肥胖流行现状研究［J］. 中国全科医学，2019，23（15）：1–6.

［144］国家体育总局群体司. 2010 年国民体质监测报告［M］. 北京：人民体育出版社，2012.

［145］国家体育总局群体司. 2014 年国民体质监测报告［M］. 北京：人民体育出版社，2017.

［146］Léger L，Lambert J，Goulet A. Aerobic capacity of 6 to 17-year-old Quebecois——20 meter shuttle run test with 1 minute stages［J］. Can J Appl Sport Sci，1984，9（2）：64–69.

［147］Akaike H. A New Look at the Statistical Model Identification［J］. Automatic Control IEEE Transactions on，1974，19（6）：716–723.

［148］Schwarz G E. Estimating the Dimension of a Model［J］. Annals of Statistics，1978，6（2）：461–464.

［149］Royston P，Wright E M. Goodness-of-fit statistics for age-specific reference intervals［J］. Statistics in Medicine，2000，19（3）：2943–2962.

［150］Cole T J，Stanojevic S，Stocks J，et al. Age-and size-related reference ranges：A case study of spirometry through childhood and adulthood［J］. Statistics in Medicine，2009，28（5）：880–898.

［151］Buuren S V，Fredriks. Worm plot：a simple diagnostic device for modelling growth reference curves.［J］. Statistics in medicine，2001，20（8）：1259–1277.

［152］韩秀英，江崇民. 2005 年国民体质监测数据逻辑检验方法的数学模型建立［J］. 体育科学，2009，29（3）：90–94.

［153］Rigby R A，Stasinopoulos D M. Automatic smoothing parameter selection in GAMLSS with an application to centile estimation［J］. Statistical Methods in Medical Research，2014，23（4）：318–332.

［154］Team C. R：A Language and Environment for Statistical Computing［EB/OL］.［2019–03–02］. https://www.R–project.org/.

［155］潘云涛. 科技评价理论、方法及实证［M］. 北京：科学技术文献出版社，2008.

［156］孙振球，田凤调. 医用综合评价方法［M］. 北京：中国科学技术出版社，1994.

［157］练碧贞，高国贤. 我国青少年篮球运动员选材标准的研制［J］. 北京体育大学学报，2019，42（7）：33–42.

［158］席翼，郭永强，高颖，等. 大众乒乓球技术等级标准研制［J］. 体育科学，2013，33（7）：12–20.

［159］邹志春. 上海市青少年体质指标体系的初步建立与应用研究［D］. 上海：上海体育学院，2011.

［160］张艺宏，王纯，多布杰，等. 世居高原人群成年人体质测定标准的初步研制［J］. 成都体育学院学报，2014，40（10）：64–68.

［161］邹志春. 上海市青少年体质指标体系的初步建立与应用研究［D］. 上海：上海体育学院，2011.

［162］WHO. WHO Child Growth Standards based on length/height，weight and age［J］. Acta Paediatr Suppl，2006，450：76–85.

［163］Falkner B，Daniels S R. Summary of the Fourth Report on the Diagnosis，Evaluation，and Treatment of High Blood Pressure in Children and Adolescents［J］. Hypertension，2004，44（4）：387–388.

［164］范晖，闫银坤，米杰. 中国 3～17 岁儿童性别、年龄别和身高别血压参照标准［J］. 中华高血压杂志，2017，25（5）：428–435.

［165］胡竹菁. 平均数差异显著性检验统计检验力和效果大小的估计原理与方法［J］. 心理学探新，2010，30（1）：68–73.

［166］卢谢峰，唐源鸿，曾凡梅. 效应量：估计、报告和解释［J］. 心理学探新，2011，

31（3）：260–264.

［167］Cohen J. A power primer［J］. Psychological Bulletin，1992，112（1）：155–159.

［168］国家体育总局. 国民体质测定标准手册，幼儿部分［M］. 北京：人民体育出版社，2003.

［169］卫生部妇幼保健与社区卫生司. 中国儿童生长标准与生长曲线［M］. 上海：第二军医大学出版社，2009.

［170］卫生部妇幼保健与社区卫生司. 中国 0 ～ 6 岁儿童营养发展报告（2012）［R］. 2012.

［171］Ogden C L，Kuczmarski R J，Flegal K M，et al. Centers for Disease Control and Prevention 2000 growth charts for the United States：improvements to the 1977 National Center for Health Statistics version［J］. Pediatrics，2002，109（1）：45–60.

［172］WHO. Physical status：the use and interpretation of anthropometry. Report of a WHO expert committee［J］. Geneva Switzerland Who，1995，854（6）：1–452.

［173］Wang Y，Moreno L A，Caballero B，et al. Limitations of the Current World Health Organization Growth References for Children and Adolescents［J］. Food and Nutrition Bulletin，2006，27（4 suppl5）：S175–S188.

［174］陈明达，于道中. 实用体质学［M］. 北京：北京医科大学中国协和医科大学联合出版社，1993.

［175］WHO. WHO child growth standards：length/height–for–age，weight–for–age weight–for–length weight–for–height and body mass index forage：methods and development. Geneva：WHO［EB/OL］.（2020–02–29）［04］. http://www.who.int/child growth/standards/en/.

［176］Aris T Papageorghiou，Eric O Ohuma，Douglas G Altman，et al. International standards for fetal growth based on serial ultrasound measurements：the Fetal Growth Longitudinal Study of the INTERGROWTH–21st Project［J］. The Lancet，2014，384（9946）：869–879.

［177］中国学生体质与健康研究组. 国家学生体质健康标准单项指标与权重［EB/OL］.［12–20］. http://www.csh.edu.cn.

［178］Lai Z，Shen Y，Zhang G. A Security Risk Assessment Method of Website Based on Threat Analysis Combined with AHP and Entropy Weight：International Conference on Software Engineering and Service Science［C］，2016.

［179］Yang G. A New Approach Factor–Entropy Analysis Method Application to Business Costs in SMEs of Shanghai Model［J］. Arabian Journal of Business and ar Management Review，2015，5（2）：1–7.

［180］Luo H，He Y，Li G，et al. Slope Stability Analysis of Open Pit Mine Based on AHP and Entropy Weight Method［J］. International Journal of Security and Its Applications，2016，

10（3）：283-293.

［181］Luo W，Li Y，Chen D，et al. The evaluation model of a country's health care system based on AHP and entropy weight method［J］. International Journal of Applied Mathematics & Statistics，2014，52（4）：70-83.

［182］庄洁，陈佩杰，窦娜.《上海市民体质简易测评指南（20～69 岁）》的研制［J］. 中国运动医学杂志，2006，25（6）：637-641.

［183］张艺宏，王纯，多布杰，等. 世居高原人群成年人体质测定标准的初步研制［J］. 成都体育学院学报，2014，40（10）：64-68.

［184］宋宝和，赵雪. 问题导向　统筹兼顾——山东省高考综合改革方案解读［J］. 中国考试，2018，313（5）：1-6.

［185］Marie N，Tom F，Robinson M，et al. Global，Regional，and National Prevalence of Overweight and Obesity in Children and Adults during 1980—2013：A Systematic Analysis for the Global Burden of Disease Study 2013［J］. The Lancet，2014，384（9945）：766-781.

［186］Han J C，Lawlor D A，Kimm S Y. Childhood obesity［J］. The Lancet，2010，375（9727）：1737-1748.

［187］联合国儿童基金会. 2019 年世界儿童状况［EB/OL］.［2020-01-15］. https://www.unicef.cn/.

［188］李辉，张璇，阎桂凤. 八城市 7 岁以下儿童单纯性肥胖症的十年流行变化趋势［J］. 中国儿童保健杂志，2002，10（5）：316-318.

［189］首都儿科研究所，九市儿童体格发育调查协作组. 2015 年中国九市七岁以下儿童体格发育调查［J］. 中华儿科杂志，2018，56（3）：192-199.

［190］李辉，朱宗涵，张德英. 2005 年中国九市七岁以下儿童体格发育调查［J］. 中华儿科杂志，2007，45（8）：609-614.

［191］中华人民共和国卫生部. 中国 0～6 岁儿童营养发展报告（节录）［J］. 营养学报，2013，35（1）：1-4.

［192］韩雨辰. 用 LMS 法建立南京市 3～6 岁儿童身高、体重、体质指数生长曲线及国际标准的比较［D］. 扬州：扬州大学，2016.

［193］徐嘉培. 重庆主城某区 6～12 岁儿童超重肥胖与膳食营养素关系研究［D］. 重庆：重庆医科大学，2016.

［194］戎芬，黄品贤，宋花玲，等. 上海市学龄前儿童超重肥胖现况及影响因素分析［J］. 数理医药学杂志，2018，31（1）：51-54.

［195］杨洪梅，林任，吴丹，等. 2004 年和 2014 年沈阳市 3～6 岁儿童超重肥胖变化情

况［J］．中国卫生统计，2017，34（6）：931-932.

［196］许立军，曾国章，杨梅凤，等．厦门市学龄前儿童体成分分析［J］．中国妇幼保健，2017，32（5）：985-987.

［197］汪王朝，涂春景，韩晓鸣，等．杭州市学龄前儿童身体成分分析［J］．中国妇幼保健，2019，34（21）：4921-4923.

［198］刘迎接，贺永琴．学前营养学［M］．上海复旦大学出版社，2010.

［199］张娜，马冠生．《中国儿童肥胖报告》解读［J］．营养学报，2017，39（6）：530-534.

［200］王维荣．160例肥胖儿童心理行为影响因素与对策研究［J］．检验医学与临床，2014，11（23）：3354-3355.

［201］陈玉霞，麦锦城，吴汉荣．超重肥胖对儿童青少年智力和体能素质的影响［J］．中国学校卫生，2010，31（5）：520-521.

［202］邹志春，陈佩杰，庄洁．上海城区7～17岁正常、超重和肥胖学生20米往返跑成绩比较［J］．中国运动医学杂志，2012，31（4）：295-298.

［203］C Graf，B Koch，E Kretschmann-Kandel．Correlation between BMI，leisure habits and motor abilities in childhood（CHILT-Project）［J］．Int J Obes Relat Metab Disord，2003，28（1）：22-26.

［204］Pedro G M，Romero M，Sonia，et al．Psychomotor Limitations of Overweight and Obese Five-Year-Old Children：Influence of Body Mass Indices on Motor，Perceptual，and Social-Emotional Skills［J］．International journal of environmental research and public health，2019，16（3）：45-53.

［205］Neuhauser H K，Thamm M，Ellert U，et al．Blood Pressure Percentiles by Age and Height From Nonoverweight Children and Adolescents in Germany［J］．PEDIATRICS，2011，127（4）：E978-E988.

［206］Liang Y，Xi B，Hu Y，et al．Trends in blood pressure and hypertension among Chinese children and adolescents：China Health and Nutrition Surveys 1991—2004［J］．BLOOD PRESSURE，2011，20（1）：45-53.

［207］Xi B，Liang Y，Mi J．Hypertension trends in Chinese children in the national surveys，1993 to 2009［J］．INTERNATIONAL JOURNAL OF CARDIOLOGY，2013，165（3）：577-579.

［208］陈德东，胡飞龙，熊中贵，等．重庆市中小学生肥胖及其对身体素质的影响［J］．中国学校卫生，2018，39（9）：1410-1413.

［209］刘自慧，彭莉，郭耀明，等．重庆市儿童身体质量指数与体质健康指标关系研究［J］.

西南师范大学学报（自然科学版），2013，38（12）：164-168.

［210］徐亮亮，刘欣，王梅. 低体重、超重对幼儿身体素质的影响［J］. 中国体育科技，2015，51（1）：127-131.

［211］耿琛琛，夏婧，闻德亮，等. 儿童肥胖并发症［J］. 中华实用儿科临床杂志，2014，29（7）：544-547.

［212］麦伟虎，郭梦颖，林选球. 海口市学龄前儿童视力及屈光状况分析［J］. 中国学校卫生，2017，38（9）：1382-1384.

［213］中华医学会眼科学分会斜视与小儿眼科学组. 弱视诊断专家共识（2011年）［J］. 中华眼科杂志，2011，47（8）：768.

［214］陈良姝. 南京市鼓楼区托幼机构3～6岁儿童健康状况分析［D］. 南京：东南大学，2017.

［215］宗心南，李辉. 7岁以下儿童中国生长标准与世界卫生组织新标准比较［J］. 中国儿童保健杂志，2010，18（03）：195-198.

［216］WHO，MULTICENTRE，GROWTH，et al. WHO Child Growth Standards based on length/height，weight and age［J］. Acta Paediatrrica Suppl，2006，95（S450）：76-85.

［217］李辉，宗心南，季成叶，等. 中国2～18岁儿童青少年超重和肥胖筛查体重指数界值点的研究［J］. 中华流行病学杂志，2010，31（6）：616-620.

［218］李辉. 重视儿童生长评价与生长监测［J］. 中国学校卫生，2010，18（3）：180-182.

［219］卫生部妇幼保健与社区卫生司. 中国0～6岁儿童营养发展报告（2012）［R］. 2012.

［220］Franklin M F. Comparison of weight and height relations in boys from 4 countries［J］. Am J Clin Nutr，1999，70（1）：157S-162S.

［221］莱端·D. 翰斯利，托马斯·M. 戴维斯，卞薇. 美国青少年身体测试标准的发展简介［J］. 浙江体育科学，1998（2）：58-60.

［222］胡亚美，江载芳，申昆玲，等. 诸福棠实用儿科学［M］. 8版. 北京：人民卫生出版社，2003.

［223］汪玉堂，韦祁山，张月霞，等. 体质状况对肺炎心衰患儿血清肌钙蛋白I水平的影响及其临床意义［J］. 吉林大学学报（医学版），2016，42（3）：541-544.

［224］李飞卫，胡俊，张贵成. Kaup指数判定标准对本地区学龄前儿童适用性及其修正值的研究［J］. 营养学报，1995，17（4）：401-404.

［225］尹小俭. 心肺耐力是儿童青少年体质健康的重要维度［J］. 中国学校卫生，2017，38（12）：1761-1764.

［226］Cristina Cadenas-Sánchez，Francisco Alcántara-Moral，Guillermo Sánchez-Delgado，et al. Evaluación de la capacidad cardiorrespiratoria en niños de edad preescolar：adaptación del test de 20m de ida y vuelta［J］. nutricion hospitalaria，2014，30（6）：1333–1343.

［227］Léger L A，Mercier D，Gadoury C，et al. The multistage 20 metre shuttle run test for aerobic fitness［J］. J Sports Sci，1988，6（2）：93–101.

［228］Matsuzaka A，Takahashi Y，Yamazoe M，et al. Validity of the Multistage 20–M Shuttle–Run Test for Japanese Children，Adolescents，and Adults［J］. Pediatric Exercise Science，2004，16（2）：113–125.

［229］王鹏. 20米折返跑用于中国学生体质测试的可行性分析［J］. 滁州学院学报，2018，20（5）：70–73.

［230］叶心明，尹小俭，季浏，等. 青少年心肺耐力测试方法的研究［J］. 成都体育学院学报，2014，40（12）：73–78.

［231］Ebenegger V，Marques–Vidal P，Kriemler S，et al. Differences in Aerobic Fitness and Lifestyle Characteristics in Preschoolers according to their Weight Status and Sports Club Participation［J］. OBESITY FACTS，2012，5（1）：23–33.

［232］Ortega F B，Cadenas–Sánchez C，Sánchez–Delgado G，et al. Systematic Review and Proposal of a Field–Based Physical Fitness–Test Battery in Preschool Children：The PREFIT Battery［J］. Sports Medicine，2015，45（4）：533–555.

［233］全明辉，方春意，周傥等. 学龄前儿童不同簇集特征体力活动与体质健康的剂量–效应关系研究［J］. 体育科学，2020，40（3）：39–45.

［234］邹志春，陈佩杰，庄洁. 上海城区7～17岁正常、超重和肥胖学生20米往返跑成绩比较［J］. 中国运动医学杂志，2012，31（4）：295–298.

［235］牛俊茹，卢健，陈彩珍，等. 1000m（男）、800m（女）跑与20–MST对大学生有氧耐力评定比较分析：2015第十届全国体育科学大会，中国浙江杭州，2015［C］.

［236］熊开宇，何辉，汪晨松. 20米折返跑与800米跑评价女大学生有氧耐力的对比研究：第三届全民健身科学大会，中国广东深圳，2014［C］.

［237］Pozuelo–Carrascosa D P，Sánchez–López M，Cavero–Redondo I，et al. Obesity as a Mediator between Cardiorespiratory Fitness and Blood Pressure in Preschoolers［J］. Journal of Pediatrics，2016，182（3）：114–119.

［238］Hussey J，Bell C，Bennett K，et al. Relationship between the intensity of physical activity，inactivity，cardiorespiratory and body composition in 7–10 year old Dublin children［J］. British Journal of Sports Medicine，2007，41（5）：311–316.

［239］Tokmakidis S P，Kasambalis A，Christodoulos A D. Fitness levels of Greek primary schoolchildren in relationship to overweight and obesity［J］. Eur J Pediatr，2006，165（12）：867–874.

［240］Berenson G，Srinivasan S，Bao W，et al. Association between multiple cardiovascular risk factors and atherosclerosis in children and young adults［J］. New England Journal of Medicine，1998，338（23）：1650-1656.

［241］ChiaYih W，Haskell W L，Farrell S W，et al. Cardiorespiratory Fitness Levels Among US Adults 20-49 Years of Age：Findings From the 1999—2004 National Health and Nutrition Examination Survey［J］. American Journal of Epidemiology，2010，171（4）：426-435.

［242］ACSM. ACSM'S guidelines for exercise testing and exercise prescription［EB/OL］.［2019-10-02］. http://www.topendsports.com/medicine/acsm.htm.

［243］蔡丹聃，孙有平，季浏. 中外青少年体质测定标准之力量素质评价指标的比较［J］. 首都体育学院学报，2013，25（4）：371-374.

［244］Klaus G，Herbert R，Martin B，et al. Prevalence of obesity and motor performance capabilities in Tyrolean preschool children［J］. Wiener klinische Wochen schrift，2014，126（13）：409-415.

［245］辛宏，李佳颖，庾芝霞，等. 医学生 BMI 与体质测试指标相关性［J］. 中国公共卫生，2017，33（12）：1764-1766.

［246］谌丁艳，周丽，王赟. 深圳市儿童青少年视力与体质量指数关系研究［J］. 中国学校卫生，2015，36（3）：387-389.

［247］许艳，李仕明，李偲圆，等. 青少年身高体重等参数对眼生物学参数的影响［J］. 中华眼视光学与视觉科学杂志，2013，15（2）：88-91，97.

［248］李振，杨智宽. 视觉发育及其关键期［J］. 中国斜视与小儿眼科杂志，2009，17（2）：96-101.

［249］Lewis T L，Maurer D. Multiple sensitive periods in human visual development：Evidence from visually deprived children［J］. DEVELOPMENTAL PSYCHOBIOLOGY，2005，46（3）：163-183.

［250］赵峰，李振，杨智宽. 广州地区 3～6 岁学龄前儿童视力发育及屈光状态流行病学调查［J］. 中华视光学与视觉科学杂志，2010，12（2）：138-141.

附　录

我国3～6岁学前儿童体质综合评价指标权重专家调查问卷

尊敬的专家，您好！

我们正在进行课题《我国国民体质健康综合评价系统研究（幼儿部分）》，拟运用层次分析法对3～6岁学前儿童体质健康指标权重进行专家调查。请根据您的经验及丰富的专业知识，对指标的重要性进行两两比较，烦请您抽出宝贵时间填写此表，在此向您表示万分感谢！

此致

　　　　敬礼！

"我国国民体质健康综合评价系统研究"课题组

专家基本情况

性别	男□　女□	学历	本科□　硕士□　博士□
年龄		职称	副高□　正高□

（一）填写说明

第一步，请先总揽全局，以保持逻辑一致性，避免指标间重要程度出现互相矛盾的情况，如出现 A>B>C>A 此类自相矛盾的情况。

第二步，两两重要性比较。

示例：（1）如"身体素质"比"身体形态"明显重要，应在两个元素相比较那一行靠近"身体素质"一侧的"明显重要"对应的数字5下打"√"。

请对您认为的恰当重要性所对应的数字打 √

相对重要性	极端重要		非常重要		明显重要		稍微重要		同等重要		稍微重要		明显重要		非常重要		极端重要	相对重要性
对应分值	9	8	7	6	5	4	3	2	1	2	3	4	5	6	7	8	9	对应分值
3～6岁学前儿童体质综合指标																		
身体形态	9	8	7	6	5	4	3	2	1	2	3	4	5√	6	7	8	9	身体素质

（二）指标体系总体概况

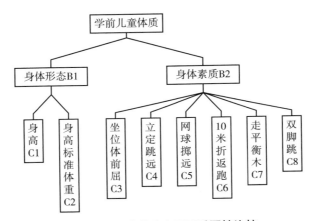

我国3～6岁学前儿童两两重要性比较

（三）我国3～6岁学前儿童两两重要性比较

请对您认为的恰当重要性所对应的数字打 √

相对重要性	极端重要		非常重要		明显重要		稍微重要		同等重要		稍微重要		明显重要		非常重要		极端重要	相对重要性
对应分值	9	8	7	6	5	4	3	2	**1**	2	3	4	5	6	7	8	9	对应分值
3～6岁幼儿体质综合指标																		
身体形态	9	8	7	6	5	4	3	2	**1**	2	3	4	5	6	7	8	9	身体素质

身体形态																	
身高	9	8	7	6	5	4	3	2	**1**	2	3	4	5	6	7	8	9	身高标准体重
身体素质																	
双脚连续跳	9	8	7	6	5	4	3	2	**1**	2	3	4	5	6	7	8	9	立定跳远
双脚连续跳	9	8	7	6	5	4	3	2	**1**	2	3	4	5	6	7	8	9	10 米折返跑
双脚连续跳	9	8	7	6	5	4	3	2	**1**	2	3	4	5	6	7	8	9	坐位体前屈
双脚连续跳	9	8	7	6	5	4	3	2	**1**	2	3	4	5	6	7	8	9	走平衡木
双脚连续跳	9	8	7	6	5	4	3	2	**1**	2	3	4	5	6	7	8	9	网球掷远
立定跳远	9	8	7	6	5	4	3	2	**1**	2	3	4	5	6	7	8	9	10 米折返跑
立定跳远	9	8	7	6	5	4	3	2	**1**	2	3	4	5	6	7	8	9	坐位体前屈
立定跳远	9	8	7	6	5	4	3	2	**1**	2	3	4	5	6	7	8	9	走平衡木
立定跳远	9	8	7	6	5	4	3	2	**1**	2	3	4	5	6	7	8	9	网球掷远
10 米折返跑	9	8	7	6	5	4	3	2	**1**	2	3	4	5	6	7	8	9	坐位体前屈
10 米折返跑	9	8	7	6	5	4	3	2	**1**	2	3	4	5	6	7	8	9	走平衡木
10 米折返跑	9	8	7	6	5	4	3	2	**1**	2	3	4	5	6	7	8	9	网球掷远
坐位体前屈	9	8	7	6	5	4	3	2	**1**	2	3	4	5	6	7	8	9	走平衡木
坐位体前屈	9	8	7	6	5	4	3	2	**1**	2	3	4	5	6	7	8	9	网球掷远
走平衡木	9	8	7	6	5	4	3	2	**1**	2	3	4	5	6	7	8	9	网球掷远

后　记

党和国家一直非常重视国民的体质健康。毛泽东同志早在《体育之研究》这篇文章中就为改变中华民族体质孱弱的状况而大声疾呼。72 年前，毛泽东同志题词"发展体育运动，增强人民体质"，把着眼点放在增强人民大众的体质上，使中国的体育事业揭开了新的一页，具有深远的历史意义。2022 年 4 月 8 日习近平总书记在北京冬奥会、冬残奥会总结讲话中提出"我们要坚持以增强人民体质、提高全民族身体素质和生活质量为目标"，为新时代增强人民体质健康指明了方向。

体质评价是体质测评的重要一环。在党和国家的号召下，体质研究方兴未艾，邢文华、于道中等老一辈体质专家孜孜以求，为体质测评的发展做出了巨大贡献。20 世纪后半叶，国家有关部门相继颁布了《劳卫制》《青少年体育锻炼标准》《国家体育锻炼标准》《中国学生体质综合评价方法与标准》《中国成年人体质测定标准》等系列评价标准。21 世纪初，江崇民、季成叶、张一民、于道中、蔡睿等学者设计了我国每 5 年一次的国民体质监测系统工程，研制了包含幼儿组、学生组、成年组和老年组在内的体质健康评价标准，教育部、国家体育总局相继颁布了《学生体质健康标准（试行方案）》（2002 年）《国民体质测定标准（2003 年）》，之后学生体质标准经过 2007 年和 2014 年两次修订，其他年龄段标准也进行了一次修订。

新时代，人民日益增长的美好生活需要对体质健康水平有了更高要求。"十四五"规划和 2035 年远景目标纲要把"健康关口前移，深化体卫融合"放到了健康中国建设和体育强国建设的重要位置。《"健康中国 2030"规划纲要》提出"加强全民健身科技创新平台建设，完善体质健康监测体系，开发应用国民体质健康监测大数据"的要求。然而，当前我国使用的体质等级制评价标准存在"跳跃"问题，在评价中不可避免地存在偏差，无法达到个性化精准评价目的，难以有效筛查个体的体质健康风险。在 AI 技术、信息技术快速发展的当下，这些标准在结合新技术方面无疑存在缺陷。近些年来，部分人群心肺耐力和其他身体素质下降、超重、肥胖、视力不良等问题成为顽疾，长期困扰着广大国民和学者。毛振明教授在其国家社科基金重点项目研究中发现，学生体质测评存在的测量、分析、干预三不精准现状严重制约着学生体质健康水平的提升。

随着科技进步和社会发展，体质测量与评价进入了新阶段，等级制评价标准在对个体评价时不可避免会产生一定偏差，《国家学生体质健康标准（2014修订）》虽使用百分制呈现，但只给出了有限的十几个分数，本质上仍然是等级制，无法达到精准评价，同时难以在年龄趋势上进行体质预测、健康预警，在落实"预防为主、关口前移"方面存在折扣。另外，身体机能和身体素质评价标准未考虑身体形态因素，同性别、同年龄身高180cm和160cm的两人，握力一样时，评分相同无疑不合理。本人认为建立更加科学、有效兼具个性化精准评估和等级制评分的多维评估体系，将是今后体质健康评价标准研究的一个方向与热点。

本人师从国民体质监测与研究中心原主任江崇民研究员，并师从原上海体育大学校长陈佩杰教授进行1年访学。近十几年来，站在导师和广大体质健康领域前辈的肩膀上，本人对体质健康评价标准研制方法进行了一些探索性研究。本书即是以学前儿童为研究对象进行的相关研究，同时，以本书研究为基础进行了系列拓展性研究，相关内容相继获批国家社科基金一般项目（2021）、国家体育总局科技创新项目（2024）和浙江省高校重大人文重点项目（2021）等资助。相关成果也发表在《体育科学》《中国体育科技》、SCI和SSCI一区等期刊上。

体质健康测评研究一直在路上，我将继续努力，为广大群众体质健康水平提升贡献自己的绵薄之力。本书或存在不足与疏漏，恳请读者批评指正。

涂春景

2024年11月20日